文成天縱

中醫古籍稀見稿抄本輯刊

ZHONGYI GUJI XIJIAN GAO-CHAOBEN JIKAN

李鴻濤 主編

⑦

廣西師範大學出版社
GUANGXI NORMAL UNIVERSITY PRESS
·桂林·

第七册目録

四、方書

四、方書

曹氏平遠樓秘方四卷

〔清〕曹維坤著

清抄本

曹氏平遠樓秘方四卷

本書爲中醫方書類著作。曹維坤，字雲洲，清代名醫。他嗜藏書，居吴門山塘之虎阜塔畔，有屋數椽，藏書萬卷，以貽子孫，號曰『平遠樓』。曹氏爲吴中望族，多出賢才，子輩或行醫，或出仕。本書成書於清同治十二年（一八七三），由曹維坤之子曹毓秀（字實甫）、孫曹元恒（字智涵）校編而成，後爲門人朱範九所藏，現存抄本爲朱氏親戚陳鳳高所録。全書分四卷，卷一爲五官、手足、皮膚和乳房諸病證治，卷二至四爲外科諸病證治。全書共輯録秘方、驗方一千一百餘首。治療方法注『外治』，如吹、敷、貼、塗、塞等外治法皆有應用。書中收藏各類驗方製法，堪稱詳備；此外，還收録驗案，附於驗方之後。

曹氏平遠樓秘方卷一

曹氏平遠樓秘方卷一

吳縣曹維坤雲洲著
男毓秀春洲字實甫參
孫元恒滄洲字智涵較

目

傷寒瘟毒
梅核氣
瘰癧
疫核風疫

疫毒疫核
臀疫石疽
甲疽
臭田螺

手指疔
鵝掌風
鵝爪風
手足拆裂

胡臭
肺癰
肺痿
乳癰

乳岩
乳癖
乳疫
下疳

臍
八角子
陰汗

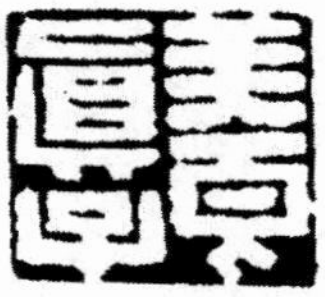

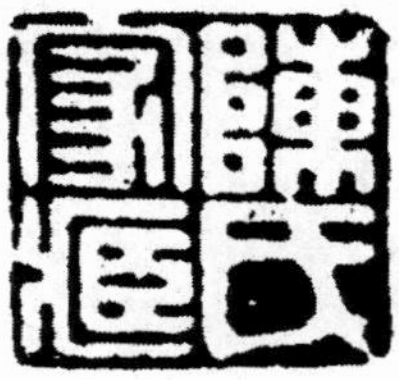

咽喉

○子字號　乳蛾喉風

月石錢　元明粉錢　辰砂三錢　冰片五分

為末吹之

紫壁丹　一切喉症紅腫疼脹喉癰牙突癰

見牙癰门　或用子字號分加元丹分亦可

碧玉丹刻　見牙癰门

珠黃散刻

飛黛三　煅中白三　珠子五分　西黃一分

爲末吹之

眉壽方 半帆

癩蝦艸絞汁貯盃内晒乾取下吹之

神駿丹 即神白散

飛中白 兩 冰片 二分

牛膝散 華田

吊痰消腫亦治喉癰初起

土牛膝根切片爲細末吹之或加冰片少許

碧丹 華田

治喉痺專能消痰清痰消熱解毒祛風治

碎

製玉丹三分 百艸霜半匙 二味研細和勻次入元丹一厘研如丸灰色後加 甘草末三匙 薄荷末二分 冰片五厘 拌和此丹

臨用配合凡春夏宜薄荷多玉丹少秋冬反此

珠黃散 華田

西黃一分 川連三分 冰片一分 珠子五分 兒茶三分

金丹 華田 消腫毒治風熱與痰開喉閉出痰涎神効

重舌尤妙舌菌舌瘤同碧丹同吹

牙硝五分 殭蚕五分 冰片一分 蒲黃四分 牙皂一分

禁丹 華田 治喉症能消痰清熱解毒祛風牙疼

咽喉

薄荷末一錢　青黛五分　白芷二分　甘草五分　蒲黄二錢

川柏二錢　元丹二分　冰片二分　月石半錢　川連一錢

朴硝二錢五分　人中白半錢　為末吹之

飛禁丹 華田　一名飛仙禁

西黄一分　冰片一分　薄荷半錢　川連五分　蒲黄四分

樸硝一錢　月石二分　辰砂一錢

另加山豆根末五分共爲細末和匀吹之惟舌上不用

玉珠丹 華田

西黄一分半　元明粉半錢　珠子一分半　月石一錢　冰片二分

製蚕七分半　辰砂一分半　為末和匀

黄金丹　羊田

西黄一分半　製蚕三分　蒲黄三分　薄荷一分半

氷片一分半　白芷一分半　珠子三分　鎗硝六分

申字毬　漱口

元明粉一分　雄黄三分　為末

元丹

燈草煅灰存性

鳳髓丹　治喉癰吹之可吐痰出亦是涌吐之法

咽候

元明粉二錢 月石二錢 雄黃一錢 冰片一分半

柳青散 華田

川連四分 淡芩四分 飛黛五分 冰片二分 白芷二分

甘草一分 川柏八分 薄荷朩 兒茶八分 細研膩

玉液上清丸 華田 一切咽喉

薄荷弍 砂仁手 柿霜弍手 月石朩 冰片朩

桔梗弍手 甘草弍半 百藥煎弎半 飛黛一錢 防風九半

元明粉手 川貝九卆 白蜜十二兩泛丸每丸重三

分噙化不拘時

雞金珠黃丹　爛喉

珠子　西黃　製衣蚕手　元丹生　象牙屑烘脆五

人指甲五分烘脆研末　喜蛛窠灰同炙灰各三分要放在內金中　雞內金手不落水者

爲末和勻

咽喉

爛喉風

神白散

飛中白一分　冰片少許　為細末吹之

珠黃散 天

爛喉風亦治口疳

珠子一錢　西黃三分　飛中白一錢　人中黃一錢

口疳珠黃散 刘

治爛喉風口疳舌疾唇疳舌紅碎痛

牙疳

飛青黛一錢　飛中白八分　煅月石二錢　冰片八分

珠子一錢　西黃三分

甲字號　　爛喉風口疳能消腫止痛

馬勃粉二分　甘中黄一錢　冰片少許　為細細末吹之

翠雲散　　治爛喉風舌菌牙菌爛牙疳口疳并治丹痧白腐疼痛紅腫舌疳唇疳縊舌木舌瘐匝等症

煅月石一錢　飛黛一錢　煅中白八分　生蒲黄八分

冰片八分　西黄　珠子　為末和勻吹之

珠黄散　喉風

月石生　元明粉二分　辰砂一分　雄黄五分

冰片　射香少許　為末

丹痧

丹痧塞鼻丹

巴豆七粒　白胡椒七粒　乾姜一分　射香一分

為細末辰砂為衣用小紅棗切去頭去核將藥放

入棗內塞鼻男左女右過一周時即愈再換一棗

又方

異功散

斑蝥去翅足糯米炒黃去米罕　全蠍六分　射香三分　血竭六分

淨沒藥六分　淨乳香六分　元參六分　冰片三分

丹痧

為細末封口不出氣將膏摻此藥末患左貼右患右貼左

靖疳去溫丹 西山廟間壁張姓買此藥極靈

朝天子 切生研十粒 此味生福建漳州木本每兩貴則三四百文賤則三四十文

製半夏三錢 製南星三錢 冰片五分 元明粉五分或半

生蒲黃五錢 元丹五錢 薄荷三錢 飛黛五錢

為末和勻

喉癬　喉痺　陰虛喉痛

西黃散　喉癬

飛辰砂半　珠子一分　冰片一分　雄黃八分　月石半

西黃二分　為末吹之

利濟丹

煅中白三分　冰片一分　研細末吹入喉中

金石散　友棋　陰虛火炎咽痛若梗

珠子四分　血竭三分　元丹七分　飛中白五　煅月石五分

金果欖七分　海浮石半　元參心七分烘脆　為末和勻

喉癬　喉痺　陰虛喉痛

咽喉毒腐

疳蝕至寶丹 刘景黃 結毒在喉口疳走馬疳

珠子 五分 炒蒲黃 五分 白霜梅 煅去核 三分 炙山甲 五分

飛黛 五分 青果核 煅 五分 元丹 三分 明礬 五分

飛雄黃 五分 人中黃 五分 梧桐淚 五分 內金 三分

西黃 二分 兒茶 五分 漏蘆 五分

各研細末和勻再研

瑤珠八寶丹 刘 治結毒喉腐

瑤珠 坐 炙內金 一錢 飛辰砂 二錢 象牙屑 二錢

毒喉

煅龍骨錢　冰片四分　濂珠八分　西黄四分

各研極細末為度和勻再研苦丁茶嗽口吹之

結毒珠黄散　毒結於喉已去牙舌者

西黄一分　珠子三分　煅中白錢　辰砂五　冰片二分

月石錢　乳石半　雄黄半　射香三分　兒茶半

為末吹之

金丹　陳葦田

見咽喉門

紫金丹

石决明 童便浸煅紅童便淬三次研細末廿兩 敗龜板 刮去衣洗酥炙打碎研細末廿兩

為末用冬米飯丸飛辰砂一兩為衣每服二錢土茯苓湯下

毒喉

口疳

寅字號 刘陳

煆中白 主　飛黛 开　松羅茶 芏　炒山梔 錢

冰片 錢　川朴 錢　切片黑棗肉三分包朴炙研錢

共為細末和勻

吹口珠黃散 刘　痧痘後口疳

月石 錢　珠子 二分　生草 五分　薄荷 五分

人中白(飛) 錢　西黃 一分　川連 五分　雨前茶 五分

飛黛 錢　花粉 錢　兒茶 五分　冰片 一分

爲細末和勻

玉華丹　亦治咬牙疳胃火牙疼

煅石羔 二兩　辰砂 三分　冰片 少許　爲末和勻吹之

綠寶丹 就九　口疳

煅中白 三分　冰片 三分　飛黛 三分　兒茶 五分　月石 五分

邊硇 三分　爲末和勻

口疳散

鬼饅頭 一个炙灰 爲末　冰片 少許

金鎖神丹　專治一切喉症口疳此秘方也

天竺黃一分　辰砂三分　煅月石一分　冰片一分　兒茶三分
邊硝二分　上黛一分　為細末

滕氏方
川連半　月石半　雄黃五分　上黛八分　銅青八分
冰片五厘　煅中白八分　為末

口疳藥　莘田　治走馬疳爛牙疳胎毒口疳
製川柏二錢荊芥甘艸清水浸三次俟軟取起至金
黃色勿令焦再入蜜湯煮一次晒乾研末
珠子一分　甘草半　薄荷八分　兒茶二分　冰片八分
口疳

辰砂少许 白芷四分 白龍骨四分 人中白六分三黄湯製

研末吹之如症後口疳不用龍骨

走馬牙疳

深疳散 刘

白礬 一錢 雄黃 一錢 銅綠 一錢 冰片 一分 為末

純真散 治走馬疳散 原方以此根皮打汁漱口 今改為

烏桕樹根皮切片曬乾為末泡根皮湯漱口以末吹

又即效

龍溪散 華田 黑紫腐爛臭惡疳欲穿者

銅青 五分 炒黑文蛤 七錢 冰片 半 元丹 五厘

人中白 一錢 為末

走馬疳

紫金散 滕氏

煅凡半 冰片少許 煅中白半 煅五倍半

為末吹之

將馬定痛散 施昌年

棗子灰五 生中白半 瓦楞子生五 冰片少許

為末

走馬散 金孝文

黑棗一枚去核包明礬在內煅末橄欖灰研末野莧

菜根煅炭研末和勻吹之甚効

清解丹　亦治爛牙疳

蜒蚰分　人中白分　飛黛半　熟石羔分

同打爛晒乾為末吹之

金棗散　走馬疳吹之

白砒半　紅棗五个去核　將砒分裝入棗子五个內

慢火煨棗砒不鼓响者極好性如响者無用

胡連半　青黛半　人中白半　冰片三分

雞內金五分不落水者佳乳　共為末收之

白丑丹　走馬疳

蝸牛連壳煆研末吹腐處

一方　急疳蝕口

淩石子研末吹之

元主散　走馬疳蝕口鼻

五倍子入白礬在内燒過研末掺之

息疳散　小兒走馬疳

北棗一个去核入膽礬一片外用紙裹火煆紅出火

毒研末敷牙左右乳母服黄連解毒湯

爛牙疳

清解散　見走馬疳門

口疳珠黄散　見咽喉風門

翠雲散　見咽喉風門

深疳散　見走馬疳門

或將口疳翠雲深疳三散同吹亦靈

爛牙疳

牙疳

紫璧丹　牙疼齒及受熱并牙疳

元明粉二錢　月石二錢　辰砂一錢　冰片五分　元丹四分

為末和勻

療牙止痛散　華田

麝香五厘　牙硝一錢　月石二錢　雄黃一錢　冰片一分半

為末和勻

京都一間樓劉氏玉帶膏　刘　一名白玉　一名柳葉治

一切牙疼難忍係實火者

五色化遼龍骨二兩先以火煅紅傾入後藥汁內淬乾川柏黃芩各五錢梔子三錢三味煮汁煅龍骨傾入俟乾爲末再以鉛粉二兩射香一錢二分並龍骨末研細〻末貯磁瓶內加黃占罗機占尤妙坐滚水中燉化拌勻搓作大錠用涇縣紙鋪火爐蓋上將藥刷烊在紙上要勻剪碎臥時貼牙上次早有黑色可驗

一方用生龍骨先入煅后蓋爲末加冰片樟冰末用射香後下和勻照上法

天祿玉葉膏

陽起石五錢　華撥三錢　黃占兩　白占兩

將占化痒將藥調紙上

碧玉丹　刻

蘇薄荷錢　冰片少許　青果灰五分　甘草五分

生蒲黃五分　元丹五分　川柏末五分　豬胆汁浸炙淨用

青礞石兩　火硝罩泡將石煆紅漬再煆乾硝水為度研飛用五分或不

為末和勻

牙字號　見咽喉門

牙疱

牙漏

去漏葯線

三品散用熟粉糊和丸或為条子打入孔內

化漏葯線

蜣螂末二分 象牙屑二分 紅升二分

米粉糊為条打之

牙漏

蛀牙

一方　虫牙痛

臭無荑仁安放蛀孔内及縫中甚爲効驗

一方　風火寒虫牙痛者神効

樟冰五分　薄荷四分

放小銅勺内茶杯合好用微火炙一炷香

去牙

一方

紫玉簪根汁胡椒末三厘拌和膏上貼之

落牙方

玉簪花打汁半盞將月石胆凡各五分為末拌〻作餅入花汁内晒乾加射香五厘共研末

凡牙將落而難落者銀針挑牙根出根將藥末點上一時即能取下

去牙

一方

玉簪花根半　鷹糞半　為末點牙床上

附方　如寫字錯用銀針將藥敷字上一彈即去

靈丹

白玉簪根晒乾半　紫玉簪根晒乾半　急性子半　楓樹皮王二分

為細末一上即落好牙上不可見藥

去重牙方　鮑韵眉

白玉簪花根打汁在盆內晒乾取下加冰片津調放牙上漸搖漸敷三日即落且不痛

牙衄

一方

炒蒲黃末吹之

三神散 蓀 牙衄如泉

地榆炭末 青鹽七分 川連七分 血餘炭末

貫仲末 炒五棓末 為末吹之

潛龍丹 雲 子午患牙衄極甚內服此方外搽三神

散而愈 此丹不論牙鼻耳衄即耳目牙鼻一時盡

出不止甚有脉軟無不愈

牙衄

大生地　側柏炭　牛膝炭　知母　麦冬
炙龜版　炒蒲黄　丹皮炭　鮮石斛

一方　藹庭　名蒲璧丹　牙衄
生蒲面吹之

蓮蓬散　牙血不止
炙蓮房灰為末吹之

烏參散　王概　九竅出血
頭髮灰　丹　敗棕灰　丹　陳蓮房灰　丹
為末或吹或服三錢

烏龍散
煆五倍爲末敷之即止

牙衄

鎖口疳

凡唇角爛而色白者濕八寶膏搨之延及唇内腮内者深疳口疳珠黄散吹之

濕八寶膏 見

深疳散 見走馬疳门

口疳珠黄散 見爛喉風门

瑶珠八寶丹 見毒喉门

神白散 見爛喉風门

黄連膏 見膏门

鳳皇膏　鎖口瘡口內毒瘡

雞子廿个去清用黃熬油去渣調

輕粉五分　川柏末三錢　搨之即愈

搽舌

金壁丹

生蒲面分　冰片少許　為末吹之

翡翠散

蒲面二分　飛黛半　和勻吹之

一方

青黛子　盆硝半　生蒲面二分　生草子

搽舌

舌菌

沃雪丹　點舌菌

人中白一五分　番硼一五分　瓦松半　瓦上青苔二

溏雞屎二

用傾銀罐子二个裝藥將口封固泥鹽固濟煅三

炷香爲度取出加射一分冰片一分研細末銀針刺

破菌用丹少許點上再以蒲黄盖之

一方　反花舌瘡舌菌

口瘡珠黄散开　蒲黄面开　和匀吹之

舌菌

內服方

大生地　麦冬　茯神　人中白

土貝　阿膠　玉竹　元參

天冬　赤芍　丹皮

木舌

金壁丹　見擦舌门　治木舌重舌子舌脹

蒲灰散

蒲面　頭髮灰　爲末吹之

一方　舌腫塞口不能言語飲食

蒲黄面罨擦舌上腫自退若能嚥藥以川連一味煎湯呷之瀉心火即消

木舌

舌衄

蒲黃丹 見牙衄門

元珠散 鮑滄川 血從舌上出

茅根炭 車前炭 血餘炭

為末吹擦即止并煎服

一方 舌上血出如線

炒槐米末摻之或用炒槐花

一方

冰片五 海螵蛸五 蒲黃五 川連五

翠隄散　热壅舌上血出如泉

五倍子　面芸子　牡蠣子　為末少許掺之

附舌咬碎方 刘　舌咬碎或咬斷欲下

口疳珠黄散生肌八寶丹 刘 龍井散搽上鳳凰衣套

上即愈

珠黄散　見咽喉風門

八寶丹　見生肌門

龍井散　見止血門

鼻痔

化堅散

白凡　月石

為末吹鼻息肉上俾化水而愈或加硇砂

硇砂散

點鼻中息肉即鼻蕈也用羊毛筆蘸點

番硇末　雄黃三分　冰片三厘　白凡末

輕粉三分

為末一方無凡日點五六次漸化為水

飛霞丹

息肉臭不可近　内服瀉白散

白凡末　番硇五分或用生

為末和勻點之化水

化痔九轉丹

月石三分　元明粉三分　冰片一厘　硇砂半分

為末和勻點鼻痔一人患此症經久鼻外已脹大

用此而愈

消腫化痔丹

密陀僧一錢　白凡一錢　黃丁香一錢　射香二分

硇砂少許　研末點之即流黃水腫消而愈

遂枝散

炒瓜蒂一錢　炒甘遂一錢　枯凡五分　松香五分

為末香油調硬為丸入鼻點之化鼻水一日一次

自爛下

北辰丸　鼻中息肉

辰蒂　雄黃　辰砂　北辛　射香

枯凡　甘遂　明凡

為細末蜜丸如鼻孔大小塞之令藥丸直抵息肉

上一日一換

鼻痔

红糟鼻

春陽

煎方

黑山梔二钱 煅石决明四钱 淡芩二钱 麦冬二钱

連翹二钱 元参二钱

為末以鮮生地四钱 羚羊角一钱 煎湯泛丸

塗方 赤鼻方

大黄 朴硝 為末酒調塗

一方 治如神

輕粉 冰片 射香 楓子肉調

赤鼻

一方

凌霄花　陀僧　爲末唾調塗之

鼻疳瘡

辰石散

辰砂五分　冰片二分　胡連一錢　石羔煅一錢

為末搽之如乾燥黃連膏潤之

鼻疳瘡

項下瘿氣　即氣喉　傷寒蘊毒

一方

黄藥子一斤洗剉酒一斗浸之每日早晚服一杯忌

一切毒物戒怒

氣喉　傷寒蘊毒

傷寒蘊毒

傷寒耳後下及項間腫脹塗留頭乾則易之見腫即消

見腫消草　白歛　生大薊根　芒硝子

白芨　大黃　野苧麻根

或加蚤休山茨菇尤妙

梅核氣

周慎齋方

茯苓五分　白蔻仁五分　只實五分　砂仁五分

益智仁五分　川朴五分　半夏五分　檳榔五分

南星五分　姜五片　蘇梗五分　陳皮五分

青皮五分　神麯五分

為末丸臨臥下

梅核氣

瘰癧

蔡珍散　治瘰癧經久及新起者服三兩服之即消

活龜一個約重十兩炭火煅三兩日泥裹候內外俱透存性研極細黑棗打丸黃豆大每服二十丸或三四十丸米仁湯下夜飯後服　一名消瘰丸

一方

芸香万化開以蓖麻子肉六十四粒打入成膏攤貼

一方　治未潰者

龍葵　馬齒莧　同打日日塗患處

瘰癧

瘰癧丸

貝母去心二两　甘草五錢　花粉五錢　肥皂一斤

斑毛去頭足翅白米炒　每一肥皂去核入斑毛四个綫縳蒸

過取出斑毛又去皂莢皮筋取净肉十两為末同药

共打如泥桐子大每服五白湯下服後腹痛勿慮

此药力追毒故也

一方

鹿角膠　射香　熬膏貼之

一方

土貝母　白芷一两

為末糖霜調陳酒下一錢重爲三服愈

一方

燒龜版埋土中四十九日如要緊埋七日亦可陰乾

青果燒同研細末收口神効

一方

五倍子末好醋調塗

宏仁方　何

瘰癧

懶蝦蟇二个　苦參子两　雞蛋二个　福珍酒一斤

煎至好去黄参蟾食雞蛋及酒攝云極靈

去核丹

猪胆二个入信钱同煎去衣调搽少许

十珍丸 創 瘰癧瘻核每服五分夏枯花湯下

製甲末钱 生芪两 海藻两 昆布两

製半夏两 西黄一分 當门子一分 川貝去心两

製南星钱 雄黄钱 蜈蚣二条炙去頭足 大金蝎二条去毒

製僵蚕钱 明礬钱 辰砂半 防风钱

為末糊丸桐子大辰砂為衣

瘰癧丸 王袖海

胡桃劈開將肉老鼠夾住紮好泥裹炭火煅存性去泥研末每日半酒下已潰即斂有塊即消

全蝎膏 專治瘰癧不拘已潰未潰俱效

全蝎一百只 麻油四兩 煎去渣再熬以炒丹兩許收之

琥珀膏 沈啟白 治瘰癧及腋下結痰核或膿潰水不絕或漏

西珀丹 白芷半 木鱉半 防風半 松香半

木香半 當歸丹 桂心半 木通半 辰砂半

瘰癧

丁香一錢　麻油二斤　先將珀桂丁木三香硃砂為
細末其餘入油内浸七日然後煎至葯枯去渣下
丹一斤柳枝不住手攪勻滴水成珠取起將珀等
末投下攪勻成膏貼之

靈寶救苦丹一名白靈丹治癰疽發背流注流痰鶴膝風
癱瘓氣血凝滯及一切無名腫毒初起未潰者百發
百中已潰亦有見効

参三七一錢　射香一錢　飛硃石一錢　川貝一錢　艸烏一錢
山慈菇一錢　防風一錢　花蕊石七　花粉一錢　川烏一錢

白芷一錢　南星一錢　半夏一錢

右藥俱生用不見火選日擇淨室忌婦人孝服雞犬等見以烈日晒脆研極細末磁瓶收臘封口勿泄氣臨用量大小將此藥少許摻膏上貼之

黃狼丸

黃狼一只瓦上炙灰存性研末加入後藥炙時用泥裹狼炙好去泥

川貝二兩　煅牡蠣三兩　昆布兩半　海藻兩半

馬蹄山芋芳（生晒）一斤　製南星二兩　橘絡三錢　大荸薺（去芽生晒）一斤

瘰癧

為末丸每日服三錢開水下　原方無芋薺

化癧丸　義林堂內方昔一程姓送之極靈每服一料均三十日服完

斑蝥輕者七个重者九个最重十一个去油頭翅足瓦上炙為末存性

焦飯滯為末和勻為丸小桂元大均三十丸每日一粒

黑虎散　祝玉堂　治癧極靈

活大壁虎一条青殼鴨蛋一个打破上一孔將壁虎送入蛋內紙封好煨如炭存性研末分二服每日一服黃酒下輕者一服重者二服即愈

白靈丹　菊堂

生南星　川烏　生半夏　山慈菇　川烏　射香
為末和匀摻風痰瘰癧頭上外以膏蓋之

八軍丹　亦可治臁

射香五分　雄黄平　蛇殼七分　五倍小七分　山甲七片
天虫七分　全虫七分　蜈蚣七條　瘰癧潰後不收
口用此藥末摻之膏蓋其肉漸平四圍漸收而生
新矣

瘰癧膏

白玉簪花葉霜打過二三次取三斤打爛入頭醋三

瘰癧

四斤七日熬膏敷之其核自出有膿即消

一方

八反膏入壁虎末子攪和貼之

烏龍散 魯王

五倍子末醋調貼敷如已破以蜜調塗硬處消腫軟堅

友樵方 出綱目 名白斂散

白斂切片晒脆為末以生白芨開水摩濃調塗

湘洲方 先用蔥湯洗末潰即消已潰即斂

白鳳花葉一張鎮江醋同葉飯上蒸透剪如膏藥樣
貼之極靈

一方　湘　名紫玉簪花散
紫玉簪花葉醋小粉蒸熱將汁蘸葉貼一日一夜

一方　潰後不收口亦可治臁瘡　重出即八軍丹
藥味見前八軍丹　為末摻之肉漸平四圍漸收而愈

一方　據云極靈
保元膏攤小加樟冰貼之未潰即消

瘰癧

消癧丸

芋艿一斤切片生晒大荸薺洗去芽切片生晒一斤

為末二味和勻加入後藥

海參四兩　象貝三錢　甘草五分　夏枯二兩　牛蒡三錢

陳皮三錢　元參四錢　蘇子三錢　牡蠣二兩　當歸三錢

合歡皮半　為末夏枯花煎汁丸每日三錢

消瘰膏　貼瘰核癧瘰頗靈一膏貼二月方見膏門

一方

鮮壁虎浸菜油中打爛或浸爛塗之

一方

麻油十二两大壁虎十二条並枯去壁虎將油入瓶
紮緊埋土中去火氣臨用以筆塗之即散或菜油浸
活天龍二十条一月搨之

紫雲膏 丹

好醋煮南京皂莢燒爛打和塗塊上

取核靈濟丹 沈濟倉亦有此方據云極靈

水銀两 皂礬两 月石两 塩两 明礬两

辰砂钱 火硝两

升三炷香取末白米飯打丸綠豆大辰砂為衣每

瘰癧

用一丸放瘡上棉紙封二三層一日夜急揭去則核隨紙帶出丸可再用　一方有水粉丹鍊用降法降三炷香

消瘰丸　華田　乳瘰瘰痰

焙元參　土貝　牡蠣煅水飛　為丸

一方

壁虎末搽之膏貼治瘰癧爛之

紅蠣錠

生南星二錢　海藻一錢　紅花一錢　冰片二分　半夏一錢

昆布一錢　牡蠣一錢　射香二分　青鹽一分

另將白芨兩許切片並膏和前葯做成錠子晒乾

用時摩塗

一方

煆牡蠣末茶飲為丸服之治項上結核

一方

馬鞭艸打汁酒下渣敷核上

一方

烏菱絆之花不拘多少花生水面並膏貼患處

一方

瘰癧

土貝末陳米醋和搽數日暗消

一方

煆牡蠣　川貝　為末

玉環散　瘰癧未破可消已破亦効

煆牡蠣末两甘艸末两　臈茶服半錢以茶丸

一方　未破可消

生南星　生半夏　土貝　各等分研末醋調勻塗

松心方

萆麻子十五粒　松香一錢　桂木五分　合打貼患處

敷药

陳小粉二兩　白芨二兩　五倍一兩　半夏一兩　南星一兩

元胡索一兩　川烏一兩　艸烏一兩　淨沒药一兩　赤小豆一兩

淨乳香一兩　大黃一兩　白斂一兩　為末敷之

一方

南星一兩　烏頭一兩　為末薑汁塗之

春豆散

未立春前蚕豆花煎湯服即化痰

消痰散　　瘰癧

大黄　南星　半夏　五倍

俱生者為末蜜調

薛一瓢方

銅綠二錢　硫黄五錢　淨乳香五錢

研極細末化入牛油燭二枝塗患處神効

壁虎散

壁虎一條胡桃一个去肉合之泥裹煅研末

壁栗散　瘰癧潰者乾摻瘡内未潰者油調核上

煅栗子一個　壁虎一條　為末和勻

黄虎丹

壁虎一条瓦上焙雄黄五分温酒服即二三服内消如破者用黄脚魚足皮不拘多少破戕裼烟存性芝麻炒黑等分為末填腐處其肉自生

一方

用羊角数對以靈仙四兩共入瓦罐内加水煎数滚候角軟取出切薄片用新瓦烟红将角鋪上焙炒研细每服一兩加木香一錢白芥子三錢為末蜜丸梹榔煎湯下或夏枯湯下服至七日後大便下如黑羊

瘰癧

屎小便如出黑水自消婦人如爛開兩脇服之亦効
忌生冷並犯房事

一方　瘰癧不完口
醋摩生南星放油紙上如膏藥樣貼潰處俟乾加醋
調之

完口散　諸瘡瘰癧不完口
陳白螺螄殼為末加冰片日日敷之
白螺螄殼西太湖灘洪泥內最多

百濟膏
當歸四錢五分　韶粉三錢　淨沒藥一錢　血餘一錢　射香一錢

香油一斤　淨乳香一兩　斑毛十五個　血竭一兩　兒茶一兩

入別竭血餘並桔下斑粉再熬下陀僧收膏七日

一換七次收功

蝸牛散

蝸牛殼一兩拌牛乳半飽慢火熬乳乾盡取殼研末入

大黃末一分研勻每服皂莢仁湯下二便出惡物愈

白靈丹　瘰癧已潰未潰將藥一粒放膏上貼之勿動

七日後連根拔出用藥收功

水銀兩半　皂礬兩三錢　白礬兩半　火硝兩半　信三錢

瘰癧

共研極細入罐升三炷香以蛔腦子爲丸綠豆大
晒乾如法用外用敷藥見上

痰核風痰

一方　項後結核或赤腫硬痛

生山药一斤去皮　草蓖子二斤　同打研爛貼之如神

溶痰散　痰核

南星生去皮 姜汁拌晒為末　防風三錢　半夏明礬浸 生去皮　白附子三錢為末

醋調四邊敷留頭如不退加桐油塗

景星散　風痰之毒　一名獨聖散

土南星一斤　為末以治痘毒用清水磨溫塗患上日

十餘次以消為度鮮者打塗

包魚散

土貝　母　生南星　母　生半夏　母　製蠶　母

靈寶如意丹　研末和蘿卜汁葱汁調塗

一方　韻

如意丹研末葱汁塗之

疫毒疫核

消疫丸　治疫氣瘿氣久不愈

海藻五錢　陳皮五錢　貝母五錢　青皮五錢

昆布五錢　一方昆布換海藻亦治疫氣之久者

疫毒散

炒半夏五分　炒白芷五分　射香少許　為末津調塗二次

疫核疫塊方　內服二陳小胃丹

天南星　草烏等分　為末姜汁調

又方

疫毒　疫核

商陸根　生南星　合打塗之立消

瘰疬石疽

冰释散　瘰疬

生半夏一两　生南星一两　白芥子一两　白芨半

为末敷之

铁箍散　见散门

软坚散　石疽坚甚不作脓

橡斗子　醋磨涂之即消不过数次

瘰疬　石疽

甲疽

金龍丹　治手足甲疽腫痛

煅黃色蛇殼一味爲末和勻米泔水洗去甲入肉處敷之一頃痛定神効

一方　甲疽腫痛

膽凡开煅烟盡研末滲之不過四五次即愈

一方　血竭末敷之

一方

甲疽

煅綠礬末塗之

化努散

乳香半　番硇五　黃丹三分　輕粉五分

橄欖核煅三个存性共為末香油調

臭田螺　手指疔

白靈丹　即降丹　治年久者

以丹上在高突處

一善長巷陳姓患此先請陳莘田先生診幾及一年無效再至劉處煎方忍冬藤細生地連翹歸身土貝赤芍陳皮乳香甘草内服，空腐丸十四粒先上白靈丹於高低腐肉上幾及二日而愈凡治此非白靈丹不可此妙訣也但上時頗痛須交代清楚

手指疔瘡口起胬肉或起瘰反花

臭田螺　手指疔

煅烏梅两　熟地炭两　為末和匀搽之膏盖

蛇頭蛀節代指膏

雄黄　朴硝各等分　猪胆汁少加香油調

吊毒散刘　蛇頭疔

連城散分　雄黄二两　和匀

一方

雄黄末　猪膽汁一半　將雄黄拌入膽内套指上

專治蛇頭疔

香酥丸啟白

雄黄工 杜酥三分 射香一分 吴蚣一条

猪胆汁去汁一半入药二分套指上

百雄丹

吴公 雄黄 為末麻油調塗

手指疔

鵞掌風　鵞爪風

一方　女人鵞掌風

無夷两　五倍两

為末醋調七日不可下水聽自脫二三次愈

一方

五倍子末桐油調炭火熏之二三次愈

一方

千々活葉打爛塗上

一方

鵞掌風　鵞爪風

川烏錢　防風錢　蒼术錢　花粉錢　荊芥錢
草烏錢　赤芍錢　首烏錢　地丁草錢　艾叶錢
煎洗三四次愈

一方
鵝掌黃皮五付炙黃研末豬胰半个酒釀露二兩白
蜜浸三日搽

一方　油灰指甲名仙翁散
白鳳仙花打爛塗指甲上外用皮套包好一日一換
鳳仙不拘何色或用鳳仙根塗掌上治鵝掌風

一方

生蟹殻砂仁殻煎濃湯每日洗約四五日愈

一方

烟皂凡末牛油調之搽手烘三四次即愈

秦克明方

猪胰子一隻係雄猪不落水切碎用銀硃末拌胰子手上搽後入銅鍋內以白湯煎再以銀硃搓手湯內熏洗即除

鵞爪風

手足拆裂

黄臘膏　治凍瘃拆裂

清油五斤錢慢火煎滚入黄占一塊溶化入胡桃五倍子等分熬紫色先以热水洗火上烘乾敷藥後以纸封之

一方　手足皴裂

白芨末唾塗之效

一方　手背皴裂

大風子油塗之

手足拆裂

一方　治脚趾爛

鵞掌黄皮炙末濕則摻之

五英散　手足拆裂

五倍為末和猪脂打膏嵌入裂内不可着寒并不可沾水或用牛髓同五棓末打和如膏填入縫内数日即愈

胡臭

一方　陀僧末塗之

一方　明礬末常擦腋下

青砂散

銅青　辰砂　明礬　白附子　番硇

陀僧　先以皂莢水洗二三次後敷之

一方

黄丹　陀僧　枯凡

一方名碧雪散

銅青藏於生豆腐内煮熟枯凡一錢為末擦之

奇効方一名屏氣丹　腋臭甚者

枯凡两　律丹两　鉄粉下　青凡下　雄黄下

膩粉下　為細末每夜先以皂莢水洗後用唾津

調藥塗之臭即除

清芬散　腋下汗出即擦之

荔枝核六个炒黑　一方用桂元肉核六箇　胡椒廿七粒　為末和匀擦之

翠碧丹

膽礬半生半熟入臙粉少許為末每用五分以自然姜汁調塗搽之其痛乃止數日一用以愈為度

一方

馬齒莧杵以蜜和作團紙裹泥固半寸厚晒乾燒過研末每以少許和蜜作餅先以生布揩之以藥夾腋下令痛久忍然後以手巾勒兩臂日用一次以愈為度

黃陀散　狐臭甚者

胡臭

白凡一錢　陀僧一錢　黄丹一錢　射香少許

研细如塵以醋在手心内調前末搽腋下經兩时許以白芷姜湯洗之一日用二次

腋氣方

陀僧一兩　白凡五錢　番硇少許　射香少許

為细末用皂角煎湯洗後搽上

狐臭方

小丁香一錢　枯凡一錢　番硇少許　為末搽數次即好

一方

龍眼核六个　胡桃廿七个　為末有汗擦之

一方

烏鰂骨二錢　枯礬二錢　陀僧二錢

為末先以清茶洗腋下以此擦之効如神

一方

姜汁擦或以白礬末擦

蘭香散　立止胡臭

白礬兩　赤石脂兩　白芷兩　花椒兩

為極細末乾擦之極靈或以水姜汁擦之

胡臭

清風散 許芝生云極靈

石綠 五錢 輕粉 錢

爲細末和勻醋調搽々初次搽覺痛甚

白花散

川椒 五錢 枯礬 五錢 爲末搽之

彩鳳散

石綠 錢 爲末醋調塗除狐臭如神但搽時覺痛

奇效散

綠礬 半生半煅爲末 輕粉 廿許爲末 和勻浴後姜汁調塗候十分熱痛

乃止

胡昊

肺癰　肺痿

润金丹

徐鉄人治袁又才內患歲餘寒熱音閃欬嗽極甚右脇旁痛而起歷延曹樂山鄭載山不效又七月初一日延鉄人視之云雜药乱投已成肺痿案云平昔病怯前方已盡詳矣視脉细小欬甚於夜吐白沫中血絲間有血點内日削胸膂作痛肺藏受傷津液日鑠恐有肺痿之慮

不落水雄猪肺一具用童便再以百部二錢煎湯和匀

灌入肺内栢白用藕人乳汁甜梨汁青蔗汁杏酪各一碗灌入肺内紮住口罐内用煑極爛淨石臼打爛用元米粉三合藕粉三合為丸每三錢清晨開水下每一料服半月連服七八日痰漸少嗆緩食加半月後肌肉復痰減十分之七惟有時微寒熱乃與十大功勞露二兩再一料痰盡欬止食旺從此而愈

四仙粥 兩田 痰嗽音啞

官燕 一錢去毛 白花百合 半 陳猪膚 兩刮去油 白糯米 一撮

四味煑粥調入鷄子清一枚青鹽三分日服

一方　陳芥菜滷飲之

一方　百脚艸打汁極靈但人不知此艸者多耳

一方　紫口蛤蜊童便研甘桔湯日三服効

肺癰　肺痿

乳癰

一方
馬鞭草爲末，酒調塗之

三聖散 應氏
乳生癰疽
白芨三錢 貝母三錢 白芷三錢 酒調塗

五美散 宏
鮮益母根一錢 黑芝麻三錢 先煉益母草根，再將芝麻炒熱同研細，調塗患處

一方

炒貫仲末酒調三錢

斑龍丸 丹 乳癰初起腫脹疼甚寒熱或俱効

鹿角三寸一兩亦可 炒稍紅研末用香附湯泛丸每服三錢或五錢熱無灰酒下食後熱酒一茶鍾下卧時服

化堅丸 秘方 乳癰腫硬及乳癖立消

石首魚背上之鰭七錢炒末小青皮三錢炙末和勻水泛丸每服五分

小青丸

不炒小青皮二錢或錢半切晒研末酒下數日即愈

三香散 華田 乳癰

射香 如無真挨木香一錢 五分 生香附 錢 蒲公英 錢

疏肝清胃丸 刘 乳癖乳痰 各用一兩

夏枯花 連喬 蒲公英 白芷 瓜蔞實

炙艸 廣皮 乳香 漏蘆 銀花

紫地丁 土貝母 茜草 兩頭尖 甘菊

橘葉 山慈菇 淨没藥 為末夏枯汁丸 每五錢開水下

瓜蔞丸 華田

焙當歸 錢 廣皮 錢半 淨没藥 二錢半 淨乳香 錢

乳癰

全瓜蔞一兩 橘核兩半

爲末橘葉公英湯泛丸每服三錢或四錢廣皮湯下

一方

牡蠣（鹽水煅）四兩 蒲公英四兩 川貝二兩 橘核二兩

生香附一兩 煎汁丸每三錢

乳癧散 乳癧乳癖未潰即消已潰即斂極靈試過

焙香附一兩 白芨乾蓮房一兩稍焙

各爲細末和勻每日服三錢吃酒者酒下不吃酒開水下

一方

乳癧

生牛蒡末每服三錢福珍酒下極靈

牛黄膏

紫金膏上水安息香鋪平貼之

五英散　乳癖

見下

吹乳腫痛

山甲丹　木通丹　爲末每二錢酒下

乳癰

乳岩　乳癖　乳痰

西黄丸

見丸门

熏風散　乳岩温酒调治瘤瘡刺醋调纸糊

南星一斤為末

乳岩丸

生蟹壳砂鍋焙焦為末每二錢酒下日日服不可断

或酒丸

定岩丸　乳岩潰烱亦治乳癧有人驗過

乳岩　乳癖　乳痰

一方

兩頭尖　土楝實　露蜂房

煆存性取末三錢和勻每服三錢酒下間兩日一服

一方

水仙根葉打爛塗

五英散　乳癖　張松珍彩之妻患乳癖用此而愈

五棓末仝　雄黃末平

一方　天　乳中結核或二三月或半年者

生鰉魚結取下八兩洗晒乾炙脆存性為末小青皮

炙脆為末一斤和勻每服三錢水泛丸服三四次即

消

乳痠丸　乳中有塊

製香附两　川貝母两　連翹半　瓜蔞两

甘草節半　為細末泛丸

乳岩　乳癖　乳痰

下疳

珍珠散 陳華田 蛀疳瘡 沈啟白 新肉已滿不能生皮

珍珠半 青缸花五分 輕粉半 為末摻之

百合散 治下疳濕瘡

川柏末兩 去粗 蛤粉兩 煅過 和匀

下疳散 繆松心

川柏 黃芩 珠粉 冰片 官粉

為末摻之

三灰散 沈啟白 陰疳

下疳

鹿角灰一錢　雞金灰一錢　红絨灰五分　冰片五分
射香三分　輕粉三分　珠子灰五分　兒茶七分
川連二錢　為末摻之

白金散　摻下疳

三黃煅甘石一錢　冰片二分　輕粉六分研细蒸三次

平瘡散

煅甘石二錢　川連一錢　淨乳香二錢　冰片一分
血竭二錢　輕粉三分　為末鮮小薊骨皮湯洗後摻

集靈丹　先以泔水洗皮摻之即愈之

輕粉朱　冰片一分　官粉三分　墻上白螺螄殼朱煅末

九轉如金丹四　下疳爛治如神并治小兒赤遊

製甘石二錢　上竭一錢　兒茶一錢　輕粉一錢　辰砂一錢

淨乳香一錢　淨沒藥一錢　冰片一錢

為末先以側柏葉湯洗以麻油調

神濟丹　神効

冰片三厘　輕粉三厘　煅中白五分　研末麻油調或摻

鳳胎丹

鷄蛋殼煅末麻油調塗　下疳

掃疳散　下疳腐慘少許先用柳葉湯洗一方無番別輕粉

白螺殼五 炙研　青果炭五分　冰片二厘　元丹五分

番別五分 煅　輕粉五分

白鳳丹

陳鳳皇衣　白螺螄殼　男胎髮灰　等分

為末洗後摻

一方

五倍一个入兒茶於內裝滿外用濕紙包煅末冰

片少許研細摻之

鳳連丹　下疳腐及諸瘡不收口

抱雞卵殼开煅　川連錢　輕粉錢　爲末煎過茶油調之

鳳衣散　爲末摻之

鳳皇衣錢　製甘石錢　青布灰錢　珠子錢

兒茶錢　輕粉錢　韶粉錢　膽汁拌川柏錢

象皮散　治下疳久不瘥

橡斗子二个各盛滿黃丹相合以亂髮紮定煅烟盡

爲度同研爲末先用葱白湯洗上藥甚者三次愈

下疳

一方石疕 廣毒

炙龜版末猪胆汁塗之

一方

生蒲黄面末小蓟汁調之

珠珀散蕙莊下疳

珠子一分 西珀五厘 川柏一分半 熊胆一分 血竭一分

輕粉一分 射香五厘 淨乳香一分 兒茶一分 冰片一分

淨没药一分 製甘石二分半 為末和匀

一方

珠子三分　西班三分　輕粉五　赤脂五　兒茶五
雄黃三分　人指甲二分　爲末摻之

一方
炙不落水雞肉金一个　加冰片五厘　摻之

一方　下疳輕者
烏梅肉包橄欖核在肉煅枯存性爲末加冰片摻

一方
煅象斗子爲末菜油調塗下疳先以泔水洗

川粉散　下疳

兒茶一錢 川連一錢 輕粉三分 為末乾摻如神

下疳腐方

煅南燭子一錢 冰片五厘 麻油調

一方

舊傘紙煅灰出火毒敷之乾則黃連膏調敷之

丹桃散 下疳

紅褐子煅存 樹上乾桃煅存 煅甘石童便淬七次煅乾研末二錢五分和勻

臨用加冰片少許

翠柳散

冰片　珠子　煆青果核七个　赤金箔十張

先將米泔水洗淨以此摻之

下摻珠珀散

珠子三分　西珀三分　五虎升丹一錢　水飛面粉三分

飛滑石三分　研細細末摻之

珍貝散

煆貝子五分　研末摻之或麻油調

連珠散

川連二錢　蚌粉煆蚌殼平　青黛水飛平　研末和勻摻之

下疳

一方

血竭五　煅甘石五　珠子二分　冰片二分　輕粉一分

煅橄欖核一分

冰螺散

煅田螺去外壳用肉，肉灰加冰片搽之

一方蔥

人中白煅　冰片五厘　研末上三次

止痛方

炒黃五倍五　炒川柏二　輕粉五分八厘　冰片三分

為末

一方　先以苦丁茶洗淨摻之

五棓一个去頂入研細砂仁一个仍以頂蓋好包緊

濕速入火煨為度勿使烟出取起研細末塗患處原

方砂仁三粒愚嫌太燥故減之

一方

雄黃分　川連分　為末麻油調濕則乾摻

一方

煅大訶子為末入射香先以米泔水洗後以末調塗之

下疳

五珍散　甘艸水洗淨搽之

川柏猪胆汁潤黃研末三錢　陳白螺螄殼煅存性研末三錢　兒茶三錢

掃盆三錢　煅橄欖核三錢　爲末

下搽六寶丹　韮燗

兒茶二分　冰片二分　川柏一錢　白螺螄殼一錢

雄黃五分　川貝一錢　爲末和勻

下疳散

煅白螺螄殼三錢　煅寒水石五錢　煅青果核一錢　冰片少許

爲末

下疳

五虎升　廣瘡油調塗之

飛辰砂一兩　黑鉛一兩　水銀二兩　明礬二兩　火硝二兩半

為末照常法升之用荷葉甘草湯飛過烘乾去火

氣一夜再加配藥聽用

大成丹　沈啟白　一切腐瘡久不合

珍珠三錢　射香一錢　象牙屑煅童便淬一錢拔甚加之　飛黛一錢拔甚加之

冰片二錢　飛辰砂一錢　西黃五分拔甚加之　枯礬少許痒甚加之

净沒藥一錢　兒茶一錢　煅甘石童便淬二錢腐甚加之　大土鱉焙三个痛甚加之

净乳香一錢　龍骨少許沿開　煅龜頭一个或鱉頭亦可並頭腐用之

下疳

掃盆下 如爛用之　血竭下 如痛用之

為末乾摻或人乳調摻形大者以生肌膏蓋之

通妙散 高尚翁

煅甘石一兩 醋淬五次　冰片半　兒茶二半不宜加〻則結痂

為末麻油調搽患處葱白洗

神効丹　下疳腫痛紅脹已止而腐仍不止

煅中白五分　掃盆三厘　冰片三厘

研細末摻之先以甘草湯洗

千穢散 松崖

煆瓦楞子钱 以五棓子钱 兒茶钱 冰片二分
為細末先以荊芥防風烏葯地榆苦參等分洗
之乾後以末葯敷患處

一方 重
黃花蒿薇汁末搽之

一方
煆田螺壳 輕粉少許 搽之

一方
田雞皮煆 冰片少許 為末和勻

下疳

一方 小兒陰腫大
月石一分 水研塗之
銀牙散 毒盡不收口
煅人牙三分 冰片三分 為末吹之
冰射丹
冰片 射香 煅田螺 輕粉少許 為末香油調塗
海螵蛸散
海螵蛸不必浸烘 人中白等分 冰片少許
為末先以甘草湯洗薰後以此藥摻之

文蛤散　包頭下疳腫脹

五倍煅錢　文蛤兩　冰片少許　蒲面錢

為末摻之如乾以麻油調濕加製甘石

蟹臍散

煅蟹臍三分　炙內金二分　冰片三釐　水粉二分

珠子扁柏葉煮過焙黃色二分

魯府丹一名珍珠散

煅珠子錢　血餘炭錢　冰片錢　煅人指甲錢

煅人趾甲錢　為末摻之

下疳

玄水丹 下疳

鮮豬皮五分 新瓦上焙黃色 鳳凰衣一錢 炒黃 苦參末三分

兒茶一錢 為末先以苦參煎湯洗然後敷之一二次即愈

烏象散 鷄膯疳 魚口 陰户中爛

象皮屑三分 兒茶三分 珠子三分 冰片三分

淨乳香三分 揉面粉一兩 墻上白螺螄殼一兩 洗煅淨末

為末米泔水煎滾入雄黃三錢湯淋洗下疳然後

上藥三日愈

下摻五寶丹 刘 下疳成腐

飛黛 五分　川柏 三分　冰片 五厘　兒茶 二分

生石羔 五分

加升 七分 摻之

銀粉散

好錫六錢化開下辰砂末二錢攪炒砂枯去砂留錫再化開投水銀一兩和勻傾出聽用杭粉一兩研細鋪夾紙平捲成一條一頭點火煨至紙盡為度吹去灰用粉加掃盆一兩共研勻用甘州洗搗乾摻上

方諸散　下疳爛

煅活蚌為末研飛乾摻或麻油調另加入冰片少許

下疳

青雪丹 莘田 治下疳乾摻不必貼膏

煆甘石一兩 人中白一錢飛 冰片少許或四分 掃盆一錢

飛黛二錢 為末摻之

冰石散

冰片一錢 煆甘石三錢 五倍二錢 川連半錢 為末

蒲倍散 龜頭下疳腫甚

焙五棓一兩 雄黃一錢 生蒲黃三錢

珠粉散

川連 煆甘石五分 生石羔五分 官粉五分 輕粉五分

氷片一分半　珍珠二分　為末冷茶洗上

一方

淡厚子煅存性為末

三珍散

牆上白螺螄殼煅研六分　上好甘石眼藥四分　氷片二分　飛黛八分

青魚膽二个陰乾　為末摻之

烏粉散　下疳

白螺螄殼灰去泥煅存性一錢　川柏炭五分　兒茶五分　川五棓灰二分

輕粉四分　元丹五分　西黃五厘　甘艸灰五分

下疳

冰片五厘　為末土茯苓洗搽之

丹石散　莖爛

辰砂一錢　兒茶一錢　升丹八分　冰片一分半　輕粉五分

爐甘石一錢　為末先以銀花甘草煎湯洗

瑤珠散　下疳并治結毒成腐

西黃一分　冰片一分　珠子三分　龍骨一錢　辰砂二分

陳升藥二分　飛瑤珠一錢　象牙屑七分

為末搽之　去升丹亦治喉癬

一方

醋浸五倍煆乾再浸焙乾存性為末加冰片五厘苦

丁茶湯調即消

連粉散 米泔水洗揩抹上立效

製甘石一钱 輕粉五分 川連一钱 冰片一分 乳香一钱

血竭一钱

平瘡丹天

淨兒茶五分 煆甘石三钱 冰片二分 赤脂一钱 飛黛八分

青果炭四 淨沒药一钱 青魚胆二个陰乾 為末掺之

一方 雞肫下瘡一應下瘡

下瘡

翠鳳丹菊葉汁調即消

一方

鳳皇衣三分 白螺螄殼三分 兒茶一錢 爐甘石二分

滴乳石三分 血竭一分 辰砂三分 輕粉一分

冰片少許 珠子四分 爲末乾摻

頷瘺方

杉木炭一分 銀硃一分 爲細末和勻麻油調

一方

橄欖核炭 白螺螄殼 輕粉 兒茶 冰片

為末麻油调湿者乾掺

一方

氷片二分　川連五分　五倍子五分　煆甘石三分

雙甲散　下疳腐

煆珠子一分　煆血竭一分　煆人手指甲一分　煆足趾甲一分

為末掺之

五龍散

血竭三分　飛龍骨三分　乳香三分　没藥三分

兒茶三分　為細末掺

下疳

木別散

番別一个　冰片一厘　為末搽二三次愈

臍

一方　小兒臍中出水
海螵蛸敷之
一方　小兒初生臍帶未落时腫痛出水
小川柏為細末敷之
一方　臍中出水久不乾
以車前子為末敷之
一方　小兒初生臍帶未落时腫痛出水
故緋絹燒灰研細敷之

臍

骨脂丹 諸仁菴

赤脂五錢 牡蠣五錢 飛滑石五錢 龍骨五兩

冰片半厘 為末摻之

辰粉散 臍久不乾

煅白龍骨摻之

一方

舊棉煅灰存性為細末或用煅棉花子末敷之

一方 小兒臍內因啼哭出血

煅白石脂 三黄汁淬研細摻之

一方　小兒臍中出水

白羯子煅灰敷之

一方

大紅羊絨煅末

封臍散

煅龍骨錢　紅絨棉灰錢　白褐灰錢　焙歸頭五分

研細細末

一方

血餘灰研末摻之

臍

一方
煆白龍骨炒焦車前子爲末掺之

八角子

一方　白果肉打爛搽之

一方　桃仁打爛塗之

一方　百部浸燒酒搽之

八角子

陰汗

珍珠散 直 治陰汗濕痒

甘石 五 真蛤粉 五分 研末撲之

玉粉散

滑石 兩 煅石羔 半 枯礬 一分 研末摻之

一方 陰汗濕痒

陀僧末敷之

一方

沒石子末摻之

陰汗

清濕丹　陰汗治痒
甘石五錢　蛤粉三錢　一方蛤粉換蚌粉
一方
蛇床子二錢　石菖蒲三錢　為末撲之
一方
蒲黄末敷之三四次
一方　囊出水不止搽以愈為度或去膩粉
五棓錢　臈茶錢　膩粉少許　研末香油調搽
一方　陰下濕汗

煅石羔一兩 飛滑石一兩 枯白礬少許 撲之

牡丹散 腋汗陰汗

牡蠣二兩 黄丹二兩 枯礬少許 爲末撲之

陰汗

曹氏平遠樓秘方卷二

曹氏平遠樓秘方卷二

吴縣曹維坤雲洲著
男毓秀春洲字寶甫參
孫元恒滄洲字智涵較

目

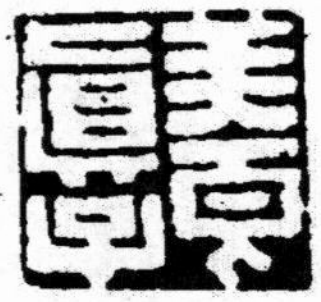

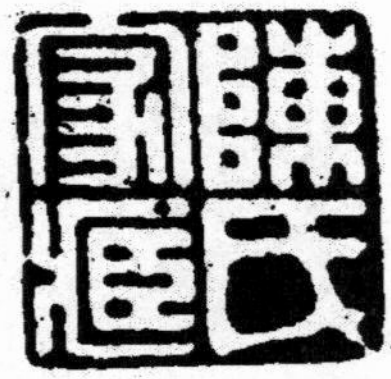

疔

立馬回疔丹

遇疔刺破

杜酥（乳化）一錢　番硇一錢　蜈蚣（炙）一條　雄黄一錢

射香三分　飛辰砂三分　白丁香一錢　淨乳香一錢

各為細末糊丸如麦子大插入疔孔中

沈啟白拔疔丹

灵藥一錢　輕粉六分　杜酥（酒化）一錢　白砒五分　雄黄六分

飛辰砂一錢　白丁香一錢　射香一分　炙蜈蚣一條　淨乳香六分

為末糊成条子麦子大遇疔刺破將药插入膏盖

疔

應氏追疔丸　追膿疔用一粒於瘡頭先以刀撥用药後膏盖經宿拔出疔毒

杜酥（浸化）一錢　番硇一錢　天龍（炙）一条　雄黄二錢　江子肉七粒
乳香一錢　輕粉一錢　為末水飛麪丸小麥子大辰砂為衣

拔疔錠

蜣螂一个（去翅）　番硇一分　白砒三分　恐意換降丹
為錠小針刺出血納入錠內服菊葉汁（冬用根打汁）

拔疔条

升药　降药　番硇 為末一方無此

白芨末糊打条

拔疔錠子 華田

巴豆七分　生艸烏五分　杜酥七分　射香五分 將酥燒酒化開

消疔散 加宜秦亦園

金頭蜈蚣四条 焙去頭足　杜酥一錢二分　白砒二分四厘　射香一分二厘

辰砂三錢二分　雄黄二錢

為末疔初起以涎調敷疔之四圍正中留一孔如豆大已用刀者不可用

疔

一方

芭蕉根打汁服之

一方

菊花葉四兩打汁飲之冬用根或用白菊四兩甘草四兩水煎服

一方

烏桕樹根皮葉打汁一二盞服取下利根亦用

拔疔散

硇砂一錢　乳香一錢　吳公一錢　血竭二錢　麝香二錢

金頂砒六分　淨乳香一錢　輕粉一錢

為末取杜酥一錢酒化為丸芥子小挺長以便插入疔孔

黑拔疔散刈

鐵銹生　冰片三分　白信一錢　生磁石打研生　射香二分

炒丹一錢　為末

拔疔錠華田

白丁香一粒　杜酥二厘燒酒化開敷疔尖即愈

圍疔金箍散

鬱金四兩　白斂四兩　白芨四兩　白芷四兩

疔

大黃四兩　綠豆粉一斤　輕粉半　川柏二兩

拔疔錠　刘春塘

白砒五錢　炒鹽三錢　明凡二錢　火硝二錢　水銀一錢

皂凡一錢

右用陽城罐結胎用大肆一个四圍豎瓦中放灶灰用碗一隻坐水用盞一隻坐水碗上水不着盞將胎罐合在盞上用六一泥四圍用紅炭倚在罐上三炷香為度鍊好即白降丹

白降丹杜酥化開用丹為三角錠晒乾遇面部之疔刀

刺破嵌入此药俟膿化腐脫。

立消疔瘡外治神效方靈膏

松香廿兩（製法附後）　沒藥三兩（研極細末）　白蠟二兩（切為粗末）　黃蠟十兩（刮取粗片）

百草霜廿兩（研細篩過研至無声為度）　明乳香三兩（研極細末）　小麻油六兩

選吉日淨室焚香齋戒虔誠修合忌婦人雞犬及孝服人見用桑柴火先將麻油入鍋熬滾次下松香候稍滾三下白蠟候稍滾四下黃蠟候稍滾五下乳香候稍滾六下沒藥候稍滾七下銅錢候稍

疔

滚八下百草霜滚過數次於鍋內冷透搓成條子作丸如桂圓核大藏淨磁器內臨用時以一丸呵軟捻扁貼患處頃刻止痛次日腫消即愈已走黃者貼之亦之不害矣　貼後忌食葷辛辣沸湯大熱食生冷發物麪食豆腐茄子黃酒

製松香法　用桑柴灰並汁澄清入松香煮爛取出納冷水中少時再納灰水中煮以色白如玉為度

取百草霜法　先須刮淨鍋底專燒茅草柴之中樹枝梗盡行理出取煙煤用之時亦須研細篩淨如以別種柴煙用入則不驗

附骨流痰

春和散

生南星　生半夏　草烏　川烏

爲末紫蘇湯調

九牛二虎丸　附骨流痰

牛左膨骨二根　鹿筋　烏毛雞一只　紅花

虎脛骨二根（牛骨髓炳）　牛膝　當歸　丹皮

川斷　補骨脂　杜仲　木瓜

爲末蜜丸每午時服以行功

附骨流痰

異類有情丸　中年氣衰并附骨流疫諸陰疽

鹿角霜二兩五錢　龜版炙酒浸七日斷二兩五錢　虎脛骨水浸七日酥炙二兩半

鹿角膠二兩半用茸更妙

水火煉蜜入雄猪脊髓九条打丸桐子大空心鹽湯下五十丸如厚味善飲者加猪膽汁一二合以寓降火之意

八神丹　流疫久不收者

五倍子　雄黃戋　炙蛇虎戋　射香　白僵蚕七个

全蝎七个　穿山甲七片　蜈蚣七个　各為末掺之即收口

益薪丸養恬　附骨流疫

肉桂去皮二錢 補骨脂四錢 鹿茸二錢 麻黃蜜炙一錢

白芥子二錢

爲末和勻鹿角膠二錢溶化攪勻前藥爲丸芥子小

晒乾每服三錢包開外以

西黨參三錢 玉竹三錢 冬术二錢 山藥二錢 麥冬二錢

川貝二錢

爲末和勻蜜水和包在前丸外晒乾每服四錢牛膝

湯下

十全散 幸田

附骨流疫

白斂　白芷　白附子　火硝　川烏

白芨　白芥子　土貝　生南星　半夏各等分為末

二仙散　瘰症一切

甘遂　甘草各等分　為末和勻

一方

白芥子末酒釀調罨服陽和湯

一方

鳳仙子　水紅花子　生軍　皮硝各等分

為末水紅花汁調

一方 王藹庭

此方穿珠巷眼鏡店小兒驗過

北寺前內教場中食死人之狗其糞用水淘開看有人骨在內取出洗淨為末入黃升藥二分冰片少許共為細末用桃花紙包肉作藥条插入管內不過七日管自下

薰洗方 莘田

川桂枝五錢 歸尾三錢 香樟木兩 木瓜三錢

附骨流痰

瘋

竹林丹

番別三錢　白几四錢　白芨三錢　班毛十个　金蝎五錢

川金皮三錢　梹榔三錢

晒乾為末燒酒半斤隔湯燉乾再加燒酒八兩燉

去渣用酒色紅搨瘋上

五靈丹

醋煎五倍調膩如膏搽患處紙封之三日一換三次愈

清烧丸

即稀薟丸每三錢革田治一切風蜀花湯下

紫雲風方

晚娘燒火棒即烏不宿粗者切塊得一斤用燒酒一斤隔水煮一日夜每日一碗或半碗吃完即愈

煎方

花粉錢半　茆根錢　知母三錢　鮮地錢　淡芩錢半

鎮江丁參領祛風丸

大胡麻六錢　苦參八分　當歸二錢　米仁二錢　牛膝二錢

蒼朮二錢　川斷二錢　小胡麻六錢　荊芥錢半　防風錢半

白蒺藜六錢

為末水泛丸每日早晚午三服每二錢或五錢服數加

風子膏少許攪匀以毛尖茶送下

金參散

番刖兩　苦參兩　檳榔兩　樟冰兩　土金皮兩

南星兩　大風子肉兩　斑毛三錢　同甘草兩　煎濃汁

海月散

雄黃二錢　白凡五錢　樟冰三錢　木別七分　海桐皮二錢

月石七錢　全蝎七分　檳榔七分　土金皮五兩　班毛七分

白芨五錢　川椒七錢　射香一分

瘋

以上药烧酒二斤分浸七日七夜取出用之

遍身風癬方 急

雄黄 木别 川金皮 山甲 海桐皮

大風子肉 班毛 兵郎

先將山甲刮去皮後以筆调搽之

玉润丸 華田

蛇皮風 急 治陰陽二癬

川金皮兩 大風子肉二兩 樟冰 全 華撥 另

烟熏丹　杏仁八分

共研末入元米飯醋與燒酒攤成膏藥貼三日夜

揭去即愈

四賢散

白芨三錢　川金皮三錢　番别三錢　斑毛五个

晒乾爲末或醋燒酒調塗

瘋

疣目

一方

地膚子工　白凡工　二味煎湯洗或以為末塗之

一方

續隨子熟時打塗之自落

去疣丹

硇砂五分　月石五分　鉄綉五分　射香五分

研細末搽三次自落

小花散

花碱　礦灰　小麦捍灰汁前二味令乾等分

為末以針刺破水調塗之三日三上自去須新合

為妙

一方

南星為末醋調塗之

扁石散

凡石工　硫黄工　為末醋調

馬前丹見瘤門

元銀散見瘤門

一方
烟牙皂末桐油調敷見蜆壳盖之
一方藤 千日瘡
艸藥攤上野茨菇用米醋磨塗每日數次即落
疣子方 并治黑痣
桑柴灰四升湯淋汁煎 硇砂一分 糯米五十粒
白附子生淨二枚 羅入膏調敷疣子即落

疣目

丹瘤 胎瘤

馬前丹

木别仁為末醋塗之日三上即消

千金散

蕓薹子末塗之自愈

一方 赤瘤丹毒

煩無名異末葱汁調塗之立消

胎瘤方 初生小兒胸肋間紅色肉腫起不疼不赵

用萆麻子肉打爛塗在紅肉上數次即消

又方

草麻肉五粒入麪一匙搗爛塗在红肉上水调

又方

大黄一塊摩塗即消

爛皮風

洛陽散　爛皮風極靈亦治蛇洴

見散门

芙蓉散　華田

見散门

青芝丹　華田

見散门

蛤粉散　陳方

煆石羔四兩　為末麻油調

爛皮風

翠鳳丹

見散門

胡粉散

煨石羔三錢　黃粉丹　煅蛤粉三錢　為末和勻

一方

夏枯花葉晒乾為末塗之

青雪丹　華田

煅甘石三錢　青黛三錢

象皮膏

貼爛皮風指去膿水再貼

爛皮風

廣癬

奇效白蘞散 患此歷二三十年者亦効

白癬皮 木槿皮 川槿樹皮 海桐皮各兩

斑蝥六十个 石燕一对煅红醋淬七次

入火酒一斤浸七日每日搽之

劉氏方

川槿皮兩 防風兩 海桐皮兩 荊芥兩

生半夏兩 爲末調塗

癬

班荊散

土荊皮五錢 牙皂一錢 皮硝一錢 樟冰八分 兵榔一錢

班毛三只 共研細末以粗夏布札浸醋內三日擦之

王氏癬藥 治癬極靈刮去皮擦塗

白芨六錢 川槿皮二兩 土蘆薈六錢

不犯鉄器為末醋調塗上三炷香洗去之

必效散 華田

川金皮四兩 班毛一錢 半夏五錢 雄黃二錢

癬

木鱉半 檳榔半 爲末

一方

班毛七分 土木鱉七分 南星七分 土金皮五 荆芥五

火酒五斤浸藥封口四五日 山甲刮去浮皮筆蘸

塗日三四次五日愈

一方

鷄脚大黃根搗之

一方

蕪荑一兩 土金皮一兩 白芨一兩 爲末

一方

牛舌頭艸為末醋調

一方

檳榔半兩　川金皮一兩　班毛五錢　半夏五錢　雄黃三錢

木鱉肉半兩　為末

二行散

土金皮一兩　番木鱉四錢　檳榔三錢　班毛二錢

火酒半斤浸一伏時搽癬上忌大蒜火酒

犀黃搽癬膏　并治牛皮瘋癬

癬

炒文蛤五錢　朴硝五錢　生大黃打爛五錢　白糖

一方

川槿皮三錢　吳檳榔三錢　苦參三錢　白芨三錢

大風子廿粒　海桐皮三錢　樟冰三錢　川柏三錢

雷丸廿粒　杏仁廿五　木鱉四錢

火酒浸七日　山甲刮酒調塗

神効癬方

白芨五錢　檳榔一錢　草烏一錢　山茨菇一錢　土槿皮五錢

川烏一錢　膽礬一錢　為末醋調

一方 丹

無夷錢 石羔生 大黄錢 樟冰錢 枯礬飛

管仲两 蛇床两 雄黄五錢 爲末調塗

癬方

川金皮五錢 白癬皮五錢 白斂两 高粱一斤

班毛半 檳榔两 樟冰錢

共拌勻先以山甲刮碎搨上三次愈

三寶散

三仙丹之昇底研末荸薺切片或菜卜蘸藥擦之

癬

川羚散　治癬極靈

黄泥海螄殼洗煆八兩為末猪白糖調塗

一方　丹

白螺螄殼末白糖猪調

一方

鉄綠粉末猪調一方加射香雄黄少許

鐵桶散　華田

輕粉錢　明礬四分　射香三分　以文蛤开　白芨半

胆礬錢　陳醋一杯煎成半杯

治癬方

川金皮一両　白芨三錢　雄黃三錢　白蘚皮四錢

辰砂二錢　斑毛五个去頭足　梹榔三錢

燒酒一斤浸半月可用

牛皮癬

土大黃根四錢　海風藤五錢　白果肉四錢　兵榔四錢

白芷二錢　白芨二錢　雄黃三錢　斑毛七个

鮮金々樹根一両

滴花燒酒三斤浸七日塗六七次

癬

白金散 三多橋朱氏方天方同惟分量不同附夫存之參

白芨 上 十二两　土金皮 上 一斤　毛慈菇 半　常山 生 四两

陀僧 半 四两　為末醋調

一方

土金皮 一两　苦參 一两　斑毛 飞 去足　木别 三个

兵榔 半　生川 半　南星 半　半夏 三个

河水井水火酒各一碗將前六味先浸一宿至臨煎

时入星夏加除井水河水各一碗煎去渣存性埋土

中七日出火毒

翻花疽

龍井散　反花流疫出血反花

桂元肉核去黑殼打碎為末加冰片少許摻之

平肉散 刘

見努肉門 以末摻之膏蓋

一方

蛛蜘絲用絲合線在菌根收之漸漸緊數日落下

再以烏梅炭一分冰片少許番硇一分為末摻之

息努散 華田

見勞肉門 以末擦之膏蓋

瘜

千金丹

乾漆　雌黃　礬石 各二　雄黃 半　炭灰 三分

巴豆 一粒半　為末和匀雞子白和塗瘜上一日兩易

一方 同

雄黃 五　珠子 五　巴豆 五　藜蘆 五　礬石 五

硫黃 五　藺茹 五

漆和匀塗瘡上如不耐漆雞子白化之

射硇散

見千日瘡门 點三日自落

點痣丹 亦治猴子名瓊液膏

糯米十粒不傷為 半夏五分

共為細末礦灰細麪碱水調成膏用針將痣挑破

少許用簪挑药上痣上待乾剥去黑皮如有黑皮再點

止血散 一人舊有一痣偶搔破出血一線七日不止欲

死用五霊脂末搽之即止

點痣膏

桑柴炭灰二升 風化石灰二升

用鮮鮮靈仙並濃湯將二灰淋取汁再熬作稠膏磁瓶貯之點患處即愈不必挑破

四白散

糯米三百五十粒巴豆肉五粒夏布包紮取石灰一塊大如鵝卵沖滾水一碗泡化以水浸米成飯乘熱加硇砂末一錢打勻仍加灰水研如糊磁瓶收之先用針刺破黑痣然後塗之紙封三四日即落

白蘆散

藜蘆炒一分 雄黃飛 番硇飛 杜酥炒三分

痣

人言五釐　皂香炒黃　斑毛一分

為末醋調膏先以黃芩末用鐵綉水調塗疙之四圍將疙用針刺破以膏塗照疙大小塗上俟痛一二時以葱椒湯洗去塗二三次即退落

點疙金丹

麥稭灰淋汁并石醶礦灰等分至乾為末以針刺破水調敷之三日即去須新合者方効

一方

江子肉五粒　拌糯米十粒　半夏五分　為細末用水調

膏子蓖米搽在黑痣上俟乾剥去黑皮如有黑皮再點

水晶膏

水調石灰一盞如稠稀樣揀整糯米不破者半揷灰中外揷灰外一宿米色變如水晶樣用竹簪挑少許放痣上痣自生水不得着水二三日即愈

一方

巴豆研三粒　礦灰五　糯米四十九粒

用針水和調成餅入瓶内俟米化取米點痣上三日即脱

痣

點痣方

蕎麥稈灰　過山龍灰　柞烏灰　白豆稈灰

共淋汁石灰收點

一方

銀鏥末點之即落

一方

風化硝两　芃藏朱

石灰水調一盃如稠粥擇糯米全者半置灰中半米

色變水晶人有黑子以針桃破藥少許置上半日

汁自出去藥不用不得着水二三日即愈

痣

千日瘡

綠石散

綠礬少許為末人乳調塗

射硇散 治疣目

蕃硇 鉄綉 月石 射香

等分為末挑破塗之

疣子膏

桑柴灰四升湯淋汁炒盆內並奶錫 硇砂一分 糯米五十粒

白附子生淨二枚

千月瘡

羅入膏內調黙疣子即落兼治黑痣

灸法

先以銭孔嵌在瘡外再以艾絨鋪上以火灸之俟爆

即止漸漸落矣

一方 朱步雲

不拘何色雞冠花葉拌食三日干日瘡即自落矣

硇砂散 見耳菌門

挑破搽之莘田用此散

白靈丹 莘田 即降藥塗之即爛去

一方

鮮紅菱蒂一寸擦擦再換二三日即落

一方

細弦線一条芫花水煮煮候乾連根縛縛漸枯而脫

一方

大蜘蛛絲取下收成線樣再將瘡頂扯高用絲線紮住根三四日即落下除根永不發

千日瘡

瘿瘤

系瘤線

芫花根帶濕不犯鐵在木臼石器内打汁用線一條浸一宿取縛瘤經宿即落未落再縛一次落後以訶子龍骨末敷之無根用花汁亦可

枯瘤丹　初起未破根蒂小者

雄黄研工　斑毛廿　緯丹下　輕粉工　白砒工

净乳香工　硇砂工　月石下　净没药工　大田螺肉晒切片為末二个

共為末和匀醋調

縮瘤散　治血瘤

大戟一兩　芫花一兩　甘遂一兩

為末先以甘艸膏以淨筆塗瘤之四圍乾則又塗凡四次之後以此藥末醋調另以淨筆塗點其中不可近甘艸膏處如此漸漸收小中點悉如舊汁自然焦縮

驅瘤散　點疔去瘤痣

人言以二分　雄黃以二分　杜酥二分　巴豆肉以二分

為末針刺瘡口以藥點之如貼瘰癧用輕粉二分

玄杜酥

癭瘤膏

海藻　昆布　芫花各二兩　青炭灰水熬成膏入米醋一碗再將生南星生半夏五倍各二兩共為細末風化石灰加入二兩炒黃色大黃末二兩收為膏癭之癭過百日内初起者可消不消再癭俟消盡不癭

小黃膏

川柏　黃芩　大黃等分　為末水調

神効散　　癭瘤

番硇 一錢　淨沒藥 一錢　冰片 少許　射香 少許

輕粉 一錢　淨乳香 一錢　雄黃 一錢　土黃 三錢

辰砂 一錢

為末以唾調為稀糊塗瘡頂上唾濕紙面重蓋之

日日加須肉黑裂皮脫鉗去瘡膜再以生肌藥摻之

造土黃法

人言 一兩　硇砂 二錢　番別肉 五錢　巴豆肉 五錢

右以砒硇末以木別巴豆打膏入石腦油和作一塊油

紙數重包裹埋於土炕內四十九日取出研器收貯

聽用無名腦油亦可

一井散

雄黄三钱　粉霜三钱　硇砂三钱　掃盆一钱　淨乳香一钱

淨没药一钱　射香少許　土黄三钱

為細末唾調搽上瘤頂上以濕紙蓋之後用小黄膏塗

四圍以桂為度

生肌散　去瘤後

生龍骨　訶子肉　細茶

等分為細末摻之

瘿瘤

膿瘡

濕毒雄壯散 刘

煅牡蠣一两　雄黃一錢　赤脂八錢　川柏一两

輕粉五分　氷片三分　為細末塗之

青雲散

青黛一錢　輕粉二錢　乳香一两　松香一两

為末麻油調

除濕散　為末摻

石羔二两　輕粉五錢　川柏一两　滑石二两

收湿散　湿瘡不收搽之

煅牡蠣 两　為細末

一方

五倍 十文　窑煤 少許　白占 十文　雄黄 七文

為末麻油調

珠黛散　亦治热毒

蚌粉 两　青黛 半　為細末

五川散

五倍 两　川柏 两　為末

印氏方　并治沿皮蛀黄水瘡

烟羔　川柏　大黄　蒼朮　等分　為细末

收湿散　下部湿痒

大黄三分　川柏三分　木瓜一分　滑石三分

蒼朮三分　蚌壳一分　石羔十分　為末

一方　治湿

绛丹一分　赤脂八分　煨石羔十分　為末

五珍散　禹山

苦参一分　獨活一分　枯凡半　蛇床子一分

膿瘡

大風子　两　爲末

黄石散

生大黄　二两　石羔两　爲末麻油调

一方　坐板瘡

松香　雄黄　蒼朮　爲末

一方

蛇床子　雄黄　三钱　桝　三钱　草麻肉　百粒　白芷　三钱

燭油猪油浸一夜布包搽之

一方

白丸　蜈蚣　全蝎

柏油猪油調塗治臁瘡

臁瘡

疥

揖讓散 疥先以蒼耳艸煎洗將藥香油塗

炒蛇床二錢　白礬二錢　斑毛廿八个去翅足　寒水石二錢

川連二錢　吳茱萸四分　芸香二錢銅勺熬過　雄黃研二錢

狗脊二錢　共爲末

烏龍散 馮蘭渚

蛇床炒黑四錢　枯礬一錢　爲末麻油調塗

全龍散 沙疥濕疥年久亦効

蛇床三錢　明礬三錢　樟冰三錢　雄黃三錢

爲末和勻楓子肉油調

麻黃膏 天

麻黃一兩五錢　斑毛二錢　大楓子油一兩　細地一兩

紫艸四錢　豬油一斤

將油同煎枯去渣加蛇床子枯凡三錢川椒末焙乾

爲末收入油內

石蛤散　一切瘡

川柏四錢　甲末五分　蛤殼二錢　寒水石三錢　升底三錢

生艸五分　辰砂二分　生軍四錢　陳松花五分　鉛粉五分

生石羔一兩　滑石一兩　雄黄五錢　為末塗之

靖瘡膏 明和

斑毛七个　桐明瓦三兩　猪油四兩 三味同打　麻油三兩　白糖三兩

大風子肉四十九粒 三味同後下

五寶散

陳白腊　陳桕油　桕元　水片　大風子肉

鹿驪散 沈声翁　治疥

鹿角生伏龍山他處間有或在甯波草藥攤上買之

切片晒磨末麻油調山北人云極靈

疥

雞距散
雞脚大黄切片晒乾爲末熬熟猪油調和塗之數次

綠雲散
黄芩末黄連膏調塗

金錢散
耆木别藁油調

黄龍散
蛇床爲末猪油調之或先將蛇床炒黑

參和散 馮蘭渚云極靈

藜蘆為末麻油調之

沙疥散 殺蟲

蕪荑一两 雄黄一两 飛礬二两 吳萸一两 蛇床二两

生礬一两 寒水石一两 川朴一两 川柏一两 蒼朮半两

剪草一两

秋霜散 疥痒甚

蛇床子一两 苦參二两

疥瘡膏

吳萸 燭油 枯礬 井底 文蛤

疥

麻黄　猪板油熬膏去渣

金蛇膏　刘

大風子肉　分　蛇壳　五條　斑　十个　猪油熬枯去渣　明礬　二分

麻黄　分　猪油二斤　煎去渣濾清入黄占

氷連散　華田

胡連　五分　蛇床子　錢　川椒　三分　氷片　三分　川柏　錢

柏皮　錢　文蛤　五分　各為末秤勻再研细末

一方

麻黄　錢　草麻子肉　百粒　大風子肉　百粒　蛇床子　錢

桕油八兩　川椒三錢　紫草二錢
煎藥入內熬枯去渣搽瘡三四日愈

麻黃膏　治一切瘡
麻黃一兩　蛇殼五条　草麻仁三兩　猪油八兩　斑蝥三十个去翅足
大風子肉一兩　麻油二斤
溶化去渣將麻斑蛇煎枯去渣以草麻肉打爛同
油和入油內

一方　臁瘡
吳松　猪油　金帽　風子油　四味布包火上烘油出〻火塗之

疥

珠粉散　兩臂腿彎生瘡痒疼湿爛經久不愈

煅陳明瓦為末麻油調之經宿愈

五香散

五倍子　茶末　為末搽之

一方

麻油一斤　川柏一兩　豬板油四兩　風子肉油三兩

斑毛七个　仝入勺煎枯

一方

舊罐研末麻油調

一方

土黄連 半　雄黄 三分　吴公 一条　牛蒡 半　白凡 三分

大風子肉 半　豬油 一两　打爛塗之

疥

黃水肥瘡

青蛤散

青黛二錢　蛤粉一兩（煅蚌）　煅石羔一兩　鉛粉一錢半　川柏一錢

為末和勻

珍珠散　黃水瘡濕癩爛皮風神効

煅甘石（飛）分　研末

黃金散　濕毒黃水瘡

川柏分　熟石羔分　為末和勻

白濕毒散

黃水瘡

石羔丹　光粉丹　和勻為末即三仙丹之封口

一方　風湿諸瘡

五倍子　白芷子　研末搽之乾麻油調

參朮丹　黃水瘡

苦參　蒼朮　川柏　各等分　為末麻油調塗

二金散

烟羔　川柏　大黃　蒼朮　為末柏油塗

一方

海螵蛸子　炒五倍五　枯凡五　兒茶五　赤脂五

黄丹五 鉛粉五 陀僧五 為末

火齊丹

煅甘石八 川柏两 飛黛半 為末麻油调

丹青散

青黛五 川柏五 熬松香五 貫仲一个晒

銅綠五 緋丹五 為末

程仰山勝靈丹

茅术两 土墨两 煅蚌两 為末

應驗散 原治口瘡痛

黄水瘡

五倍三錢 寒水石二錢 蒲黄三錢 黄丹三錢半

為末

三黄散 治肥瘡黄水瘡面上風癬

白芷二錢 川連二錢 鉛粉二錢 飛丹二錢 川柏二錢

茯苓二錢 為末麻油調

一方 一切濕瘡禿瘡

松香四兩 黄丹四兩 鉛粉半炒淨勿留鉛氣 青黛一兩

白凡一兩入髮煆以枯為度

青芷丹 天泡黄水瘡

川柏　飛黛　煅石羔

一方　魚

炒五倍　等分　松香　緯丹　桂元　等分　為末香油調

一方

緯丹　松香　箬葉灰　飛元　香油調

五神丹

桂元　五　五倍　五　蕎粃　五　煅紅棗　五　緯丹　三五

為末麻油調

一方

黄水瘡

烟棗子　烟五倍　松香　為末菜油調

石青散

烟石羔　龍骨　松香　川柏各等

鷄子黄熬油調

一方

黄獨子烟末麻油調

一方　肥瘡

血餘丹　川椒丹　烟灰　為末香油調

二粉散　華田　黄水瘡

寒水石　煅蛤粉　為末

一方

千年陳石灰古橋古墻之石灰兩　為末麻油調

柏葉散華田　方見流火門

一方

川連　雄黄　松香　川柏五　人中黄五

青黛五　為末

此瘡不可水洗以竹紙揩之麻油或加柏油調翠

鳳玉麟丹塗之效

黄水瘡

浸淫瘡

治浸淫方

苦楝根皮切片晒乾煆存性爲末猪油調

又方

瞿麥葉爲末再以葉打汁調塗

一方

川連一兩　鉛粉一兩　爲末和勻

止血药

一方　止血

烏樟根皮為末敷之

一方　金創出血

血竭為末敷之

一方　金刃傷及箭傷血出不止及杖瘡

三七末糁之立止

花石散

花蕊石煆　即花乳石　為末敷之

止血药

一方

棕櫚皮炒存性　血餘灰　爲末摻之

一方

海螵蛸摻之血立止

完璧散

降香末微炒出汗〔研〕　五倍炒研　爲細末摻之

丹鳳散

焙內金　血竭　花蕊石　氷片

飲血散淮

煅龍骨三錢　煅無名異一兩　白芷一兩半生半熟　五倍半生半炒焦

淨末藥三錢　淨乳香三錢　為末乾摻

監軍散

龍骨生　象皮生　血竭三錢　降香三錢　半夏三錢

白占少許　為末

定血斂口散　刀斧傷出血為末摻之立止血

淨乳香　兒茶　飛龍骨　飛丹　淨沒藥

桑皮　飛石羔　三七

止血散

止血藥

洋棉花白毛一兩為末摻之在廣貨店廣皮墊子內者

止血生肌葦陸散　刀斧傷出血不止

淨乳香　飛龍骨　三七　炒桑皮　緋丹雲意換　白占

淨沒藥　煆石羔飛　兒茶等分　為末摻之立止

金鎗至寶丹七厘散　刀傷跌打止血生肌

淨乳香一錢　淨沒藥一錢　紅花一錢　射香一分

冰片一分　兒茶二錢　飛辰砂二錢　血竭一兩

一爐金剋　刀傷血出不止摻之即止

鉛粉一兩　水銀二錢

二味貯銀罐內煆透起花紋藥已和勻取出研末搽之

一方 養恬

生龍骨 丑　桂元肉核 坐　白占 丑　五倍 丑

降香 坐　煆無名異 坐　牡蠣 坐　舊棉花灰 坐

止血丹 養　止血極靈

無名異 王 煆飛　血餘炭 多　炒蒲黃 王　血竭 王

白占 王　陳棕灰 王　輕粉 多　生龍骨 王

為細末

止血藥

白英散 刀傷加頭末敷喉
白膽爲末敷之即止血

三仙丹
降香節男 五倍子男 三七半 爲末掺之

刀傷丹
參三七 淨乳香 血竭 陳石灰 爲細末

珠珀止血丹散
參三七生 降香生 白占生 牡蠣生 淨乳香生
血竭生 淨没药生 文蛤生

不經火為末敷患處立愈

二灰散

陳棕灰　棉花子灰

一方

生龍骨兩　桂元核錢　白占兩　血竭錢

五倍子錢　降香錢　無名異煅錢

參香散

參三七　白占　五倍　降香　乳香　牡蠣

血竭　等分　不經火為末敷之

止血藥

桃红散

胡桃蒲煆　陳石灰　血竭　降香　白占

等分為末和匀

立應散　金鎗血出不止并治諸瘡久不完口

寒水石煆五钱　花蕊石三钱　龍骨三钱　黄药子三钱

淨沒药一钱　黄丹五钱　為末和匀

行軍濟急丹

龍骨五钱　象皮五钱　降香二钱　血竭二钱

生半夏二钱　白占少許

一方
淨花子煆炭爲末摻之
龍井散
桂元肉核爲末摻之
一方
油透舊破占帽煆灰存性爲末刀傷摻之
五仙丹　金鎗創血出不止或用治癤瘡
生五倍末摻之血立止
紫藤散

止血藥

降香末糁之即止外以馬勃蓋之

出箭方

花蕊石有白點者煅七次為末糁患處四圍箭形即出

止血方

寄奴末糁之　或螵蛸末糁　或血餘炭末　或白礬末　或原蚕末　或煅黄牛膽末并出箭頭

塞血方　刀傷甚出血

包梹榔外皮之蘆菜晒乾為末調塗瘡口初时甚辣

痛即血止肉合

一方

野芒頭晒乾爲末搽之刀口血即止

箭頭入肉

象牙屑水和敷即出

一方

紅絲棉燒灰搽之

釘戳穿手足掌

黄糖　生炭屑　打和塗之即止痛而愈

止血藥

文香散　金刀傷

文蛤　炒降香　為末乾掺紮緊皮肉自合如傷深加飛滑石少許使緩合不内潰

刀瘡药

龍骨两　白芨两　為末掺之乾用水调

箭頭不出并針刺不出不論在咽在胸

螻蟈打汁滴上三五度箭頭等即出

辰香散　血溢不止

生龍骨五　净乳香五　研細〻末掺患處

一方
芸香三錢　龍骨五錢　爲末子篩細摻
程雨亭方　專治刀傷唇指及耳
降香　荔支核　二味煅灰敷上即連
魏司寇方　刀斧箭一切損傷
生半夏　松香　粗草紙攤火去上油研末
研細末帶血摻之血立止收口
至寶丹
藤黄三錢　白占三錢
止血藥

先以占藤黄去沫麻油一兩煎好下二味熬膏

歛血散

白芨一兩　煅石羔一兩　爲末

一方　能出箭頭及鐵炮子

乾莧菜末與沙糖塗之

參香散　刀斧傷止血生肌五日即可無痕

炒降香一兩　炒文蛤一兩　血餘炭一兩　爲末和勻敷之

完真散

煅花蕊石　煅甘石　龍骨　共爲末

金刀散

降香兩炒枯無香氣　紅銅末煆紅醋淬不拘次数待黑色為度

炒五倍兩　研勻飛丹拌前葯紫色為度

斂口生肌散

花蕊石煆紅　淨乳香　淨沒葯各兩

將石煆紅於二末內蘸冷燜出再蘸以盡為度出火毒

研細

一方　治刀石傷

松香　乳香　沒葯

止血葯

同煎換水三次白臈生半夏各四兩研細末滲之

花石散

降香末　劉寄奴　花蕊石

為末等分先以甘草湯洗然後摻之血止痛緩如

破傷風腫亦消周时結疤

一方

五倍　降香　自然銅煅　嫩松香

為細末摻之血止痛定立効

止血定肌散

當歸三錢　桑螵蛸三錢　龍骨三錢　淨乳香三錢

血竭三錢　為末摻之

刀瘡藥

松脂一兩　降香節一兩　血竭一錢　沒藥五分

炒文蛤四錢　為末敷之

內府金瘡膏

藤黃二兩　血竭三錢　乳香四錢　淨沒藥四錢

白占四錢　為末麻油十二兩和煎去渣

定血散

止血藥

煅龍骨三錢　五倍半生半炒各五分　淨乳香三錢　無名異煅五分

淨沒藥三錢　白礬半生半枯各少許

為末摻之不作膿不怕風血立止

立應散

金創血出不止諸瘡久不生肌

寒水石煅五錢　黄丹二錢　花蕊石二錢　龍骨二錢

淨沒藥二錢　黄藥子七分半　為細末

海龍散

螵蛸一錢　象皮一錢　淨乳香一錢　飛龍骨一錢

血竭一錢　輕粉一錢　為末摻之雞子黄油調亦可

一方

生半夏四两　松節四两　白芷二两　淨乳香三两

淨没药三两　龍骨三两

一方　金瘡血出不止刀斧傷急救如神

淨乳香一两　象皮一两　珠子三钱　冰片二钱

兒茶五钱　没药一两　血竭一两

丹龍散　金刃箭傷生肌長肉定痛止血諸瘡完口

龍骨一两　淨没药五钱　寒水石五钱　輕粉五钱

淨乳香五钱　滑石五钱　枯礬一钱　黄丹五钱

止血药

為末摻之蓋以膏

退痛生肌散　刀傷血出不止

炒象皮二錢　三七二錢　淨乳香二錢　煅石羔二錢

飛丹二錢　兒茶二錢　龍骨二錢　沒藥二錢

為末摻之

一方　刀傷金傷忌飲水及薄熱粥

降香末等　牡蠣等　三七刀如無以州三七代之　乳香等

生半夏等　血竭等　五倍等　陳白臘等

象皮等

柳血平肌散　刀傷血溢立止

象皮（切片白占末同炒黄）　降香五　陳石灰（同生大黄炒黄红色去大黄）

血餘灰五　白占五　净乳香五　净没药五

血竭五　為细末

止血散

血餘炭　血竭　净乳香　净没药

冰片　為细末和匀

止血药

努肉

平玉散　治潰瘍努肉突出亦治千日瘡

烏梅肉　四兩煆末存性研細摻患處膏蓋努肉即平

消玉散　莘田

煆烏梅　藜蘆炭　等分為末和勻摻之

白沙散

白元丹　絳丹五　硇砂五　鍋內炒乾為末摻之

平努散　治瘍因擠膿太過努肉突出不收此乃損傷氣脉所致

炒枯大熟地　烏梅炭等分　或用地丹梅主

研細摻之膏上貼之不過三五日即收退

馬雨泉方　反花痔及胬肉外突

益母艸炙存性為末

一方刘　一切外症胬肉反出

蔾蘆末摻之

片石散慎庵　胬肉痳突

月石丹　冰片五厘　研細末和勻再研摻之

五攻散　指頭毒誤刺有肉突出用此摻之

炙吳公大条 炙蜂房一錢 射香一錢 炙全蝎十个
雄黃一錢 研末掺之
人龍散 蛇頭疔努肉突出
蚘虫一条 雄黃二錢 打爛敷上努肉即平進
聖濟丹
石硫黃末一錢敷之即縮入或用倭硫黃
消努散
如症已好生出努肉用烏梅一个去核貼之即愈
化努丹 治甲疽
努肉

淨乳香一錢　煅橄欖炭三錢　輕粉五分　番硇一錢
黄丹三錢　為細末香油調塗
一方華田
黄芪末摻之
香胆散
淨乳香　煅膽礬　銅綠等分　為末和勻敷之內消而

咬頭

透骨丹 沈啓白 此潰膿药也外科不可缺

杜酥一錢 輕粉一錢 巴豆肉一錢 蝸牛二个 射香一分

先將江子肉研如泥次入射香蝸牛再入後药

代針丸 沈啓白 治膿成不潰

糯米四十粒 白丁香五分 番硇另研五分 淨沒药五分

淨乳香五分 先以礦灰拳大一塊置磁器内量入井水待其氣將息以米挑入灰中良久候米如水晶狀取出用之如未就再用前法各研細末和勻以飯

丸麥子大每用一粒水濕粘瘡頭上膏蓋其膿自出

替刀丸

艸烏頭尖　番硇　白丁香　爲末醋調點或爲尖條

代針膏　腫瘍將潰用此一點即破瘡大者以筆蘸藥

劃爲十字即潰出膿矣

鹼滷一碗入硇砂五錢熬至半碗入礦灰一塊俟化

過再熬至乾入有砒製降藥三錢銀黝末三錢仍入

好醋研和收貯罌中

針頭丸

一方

杜酥五个乾用老酒洗　白丁香五个　巴豆七粒三粒去殼

為末麪糊丸麦子大兩頭俱要尖

白丁香唾粘在腫瘡較處自穿一頭

代針散　惡毒腫痛日久不出頭用此即穿

斑蝥　川烏　為末水調點頭豆大一时即穿

一粒金丹　無名腫毒未成即消已成即潰

吳公去頭足炙黃　月石五分　斑蝥廿个　炙全蝎卅个

冰片五分　炙杜酥一錢

咬頭

為末用麻油丹並滾入藥為丸綠豆大每用一丸膏蓋之

野毒神丹 程雨亭

生大黃五錢 硇砂五錢 血竭二錢 巴豆十粒 白砒五錢

廣木香一錢半 膽礬七分 公丁香五 飛丹五分 寫字虫二分

冰片五錢 淨沒藥五分 斑毛三分 射香五分

以上為細末杜酥三錢乳化開研勻收罐內封口

此治發背大瘡疔初起用針刺破頭以少許點之

再以小膏藥護之即消

針頭散 沈啓白 一切頑瘡内有瘀肉或瘰核不化瘡口不合用此腐之

赤脂五錢 黄丹一錢 射香五分 輕粉五分 白丁香三錢

白砒一錢 炙吳公一條 淨乳香三錢

為細末摻瘀肉上其肉自化若瘡口小或痔瘡用糯米糊作條陰乾紝入外以膏蓋凡瘡口久不合内有膿管必須以此腐之内服托裡之藥

替針丸 應氏 追毒引膿去腐上之自潰

巴豆仁七粒 白丁香七分 金腳信一錢半 淨乳香三錢

咬頭

淨浚藥 主

為末水調麪丸黍米大晒臨時用針挑頭粘上膏盖

又丸 痘後膿臌不潰

番硇半 陳坏米一 雄雀屎四十九粒白而细直者是

為末粥丸麦子大粘瘡頭上膏盖之半晌其毒自出

代刀丸 皮淺薄者

白丁香一字 硇砂一字 淨浚藥一字 淨乳香一字

石灰五合 爐灰三合 水五合淋汁入鍋内熬濃汁至二

三合貯碗内桑皮紙貼盞中濃汁面上安定然後將

糯米十四粒種在皮紙面上一宿即出

右爲末極細糯米飯丸麦大每用一粒未破用津

貼瘡毒薄淺處即破

萬應針頭丸

射香一錢　杜酥一錢　輕粉一錢　血竭一錢　硇砂一錢

冰片五分　吳公一對　爲末丸

神秘拔丹　蕙莊

輕粉二錢半　射香一錢　人言一錢半　銅綠一兩　杜酥一兩

月石一兩　膽礬五錢　血竭五錢　枯礬五錢　飛雄黃一兩

咬頭

辰砂丹　蝸牛七十个　吳公十条　乳香丹　沒藥丹

為小丸治癰疽皮厚不能自潰或殭肉用之膏蓋

攻頭方　凡一切癰疽肉蒸膿而其頭不出即以赤小豆不拘多少炙灰存性塗四圍自然頭出而潰矣

咬頭膏　太乙膏攤好油紙上加

巴豆肉一粒　白丁香一粒　斑蝥一个

研末和勻放瘡頭上膏蓋即破

代刀散　腫毒不破

胆礬一分　白丁香一分　為末或為小粒點之

咬頭膏

銅青錢　乳香錢　生木別粉錢　草麻仁錢

松香錢　沒藥錢　杏仁錢　巴豆仁錢

打成膏每兩加入降香一分打勻臨用取一粒放

頂上膏蓋潰則換拔毒膏胎前產後忌

無敵丹　癧疽一切腫毒惡瘡

桑柴灰置大缸內候化白灰一斗棉紙襯入淘管內

清滚水淋汁至汁味不苦澁鹹則止茄料燒灰一斗

淋汁如前法礦灰淋汁如前三汁熬膏如稀糊為度

名三仙膏加硇水熬膏加入後药

杜酥人乳化研一钱　冰片研一钱　牛黄研一钱　淨没药人乳浸五分

铜绿研五分　乳香人乳化研一钱　當门子一钱　明礬研一钱

珠子研一钱　輕粉研二钱　月石研一钱　火硝三钱

飛辰砂五分　硇砂二分五厘　雄黄三钱　為末

針頭散　简明　外瘍木硬腫脹

杜酥一钱　射香一钱

研末以人乳调和敷腫處膏蓋腫自消雖成亦輕

代針膏　惡瘡腫核紅暈已成膿不肯化以此代針

月石一錢　輕粉一錢　雄黃五分　吳公一條　杜酥五分

冰片少許　血竭一錢　射香少許

為末加蜜為膏瘡頭小針挑破以藥些少放紙上

封貼次早膿自出矣忌雞羊魚小麥麪等

咬頭

移毒

遷木散 逸亭

天南星末凡疽生於要害處以此藥塗之毒即移於他處

南星膏 毒發於險處塗此藥可使其瘍移於他所不要險者

炒五倍兩 草烏兩 白芨兩 南星兩 川柏兩

為末醋調塗

移毒膏

鮮天南星根不拘多少打爛以鮮生黃豆粉調敷於
毒上留頭移於不要緊處其効如神

药線

完肌散　治痔瘤繫之輕者七日重則半月必枯乾癟而黑脱下用珍珠散生肌

芫花五錢　壁錢二錢　白細扣線三錢　水一碗同煎至湯乾

三品散

白砒兩五錢　明礬二兩

研細銀罐內煅紅青烟已盡漸起白烟片時約上下紅徹取下隔一宿取出約有砒礬淨末一兩加雄黃二錢四分淨乳香一錢二分共研極細末厚糊為药条陰乾

药線

烏桓丹 魚

川烏五錢[illegible] 芫花半錢 北辛半錢

入水煮滚去渣入絹線慢火收乾

大成線

鮮芫花根五錢 雷丸半錢 杜酥五錢 草烏三錢

水二鍾煎一鍾去渣取汁用生絲五錢入葯汁内汁存一小盞晒乾又漬以汁盡為度晒乾包好至六七日取露天蜘蛛絲同絲為線

消管方

蟯螂一斤焙乾 氷片三厘 為末以紙撚蘸末入孔內漸之生肉藥自退出愈

點玄丹

白捶入 以下皆用麪

明礬兩 金腳信半 煆末去烟淨除惡肉及管

黃捶入

砒錢 杜酥錢 番硇錢 為丸條同上

紅捶入

砒錢 雄黃錢 飯搓為丸條

藥線

六仙丹 刘春塘 朱方傑 痔漏年久貼骨疽插入即化不疼神効

白砒一两 辰砂三钱 青鹽三钱 火硝一两 水銀三钱 溶入青鉛 研细 一两

白礬一两 如降法降成研细末米糊成条子

黑拔管丹 高尚翁 一切無名腫毒立銷

水銀三钱 烏鉛三钱 溶化研 銀硃 雄精 輕粉

杭粉三钱 麝香三钱 百艸霜五钱

研匀细末上膏盖貼之

拔管丹

老虎牙五分 煅猪膽汁淬九次 人指甲二分 研沙炒 當门子一分 另研

杜酥半　着甲脊骨煅五分

研細燒酒為丸芥子大入管內膏盖

拔漏管丹

辰砂二錢　雄黃三錢　硫黃七錢　水銀一兩 溶化青鉛七錢研細

如升法或則研細或為条子揮入管中

拔管条子

宏凡一切漏管以此条揮入管即化出

全蝎尾三十条水洗淡晒乾　壁虎尾三十个　蜈蚣頭三十个

各為末和勻白芨糊為綫

藥綫

藥綫

活壁虎尾打爛陰乾為末或加入黃丹白芨汁為條

陰乾打入管中

凡蒂小而頭大者用此繫之

丹山方

活蚱蜢三十个　活蟯螂三十个入竹筒煅存性　青黛研五分

活蜘蛛焙十个　冰片研二分　麝香研一分　雄黃三錢

辰砂三錢　水銀三錢

右將雄黃辰砂水銀入大煅蟇肚內入銀罐封固

煅一炷香為度同前末數與血拌和為條子

化漏管条

大蜘蛛 煆 泥封固 一个　煆胎髮一團　人指甲 煆 三分　胆凡 二分

雄黄 二分　為末和匀黄占為条入漏内七日全好

化漏藥線

藥母一王　辰砂 三分　乳香 一分　冰片 一分

綠豆粉為線陰乾日上二次藥母見痔門

馬蹄線 刻　漏管不愈

以馬蹄切细丝為針刺入孔内

冷漏方

藥線

人嘔出蚘虫煩先以甘艸水洗淨之

王氏化管藥條

降香三分　艸藥七分　和勻白芨汁為條插入

文麟丹

文蛤末　血竭末　和勻塞漏內

退管生肌奇方　程星槎

蜣螂五　白丁香五　蜈蚣五　輕粉五

共為細末分二堆一半用雄雞膆子打柔晒乾入漏內三日後一半再用

淨乳香一錢　淨沒藥一錢　兒茶一錢　血竭一錢　射香二分

冰片二分、

為末陳米飯打条入管內七日自然生肌

沈氏拔管丹　憶

白鶴花瓣　蚘虫

先將蚘虫晒乾為末同白鶴花瓣打条再以蚘虫

末滚和晒乾打漏管無不神効

退管錠子　沈啓白　外痔以此二三次打入孔內退管即

出諸瘡漏皆然

藥線

靈藥一錢 雄黃一錢 杜酥一錢 淨沒藥五分 輕粉二錢
淨乳香二錢 射香二分 蟾蜍煅三分 白丁香五分
為末和勻打飯同藥為定条如粗灯心二寸長陰
乾收用

元黃散

烏骨雞腫骨雄黃末貯骨内鹽泥固濟火煅紅取出
出存性去泥用骨研細細末飯打丸以紙撚送入内外
以膏蓋此方取朽骨及漏管

五公散

大五倍一个開一孔入吴公一条湿纸包煨為末先以葱湯洗搽药膏盖每日一换歛口如神

四傑丹

蜣螂　螢火虫　壁虎尾　螻蛄　等分

炙存性麫糊成条入管内自能退出

至寶丹 余予備傳

煅甘石 川連淬 一两　辰砂 二钱　生龍骨 一钱　冰片 四分

輕粉 一钱

碗一只甘草襯底以湿草纸两層之將輕粉鋪草纸上外

药線

用盞合盞定泥起糊口飯上蒸三次共研極細如塵

敷之

妙靈丹 末試過 先用銀絲探至根以葯条入管内

玉簪花根 四兩焙 番打麻 一兩焙 馬兜鈴 二兩炒乾 硼石 煅三錢

為細末麪打条入管々化再插入

養生丹 沈啓白 内消痔漏百發百中

猪大腸一条 雌者 入朴硝四兩兩頭紮住入瓦罐水

三碗煮將乾塩泥塞口勿泄氣煅聽用

象牙屑 炒研 煅蝟皮 二張 淨乳香 三錢 雄黄 三錢

地榆三錢　猪蹄廿四个切片土炒　淨沒藥三錢
射香五分　山甲廿四个土炒　白芷一兩　炒槐米半斤
小活龜三个煅　朴硝七錢　青鹽七錢　明礬五錢
大黃五錢　黃占一兩　黃牛角腮一个煅
自然銅醋淬七次五錢　蜂房蒂子焙一个
共為末蜜丸每三錢空心酒下一日二服至半月出
管一月愈不用生肌藥

氷硇條子

田螺五个去殼取肉線穿晒乾研末加
藥線

氷片三分 硇砂二分 白砒一錢 白礬二錢

麫裹煨熟為末水拌作細条晒乾先將棉紙捻条

溶黄占澆之探管深淺然後入藥条用膏藥封貼

其管自退

烔漏管方 陳雨之

大蜘蛛十个黄泥做成罐晒乾蜘蛛入内封固文武

烧紅取起待冷取出蜘蛛每重一錢加氷片一錢研

匀以膳入藥飯打為条子上管内外用膏貼隔一夜

管即烔出上生肌藥

生肌附方

珠子一分　炙內金一分　炒象皮二錢　煅龍骨二錢

鳳凰衣二錢　柏末二錢　淨乳香三錢　淨沒藥三錢

血竭一錢　兒茶一錢　輕粉一錢　要真者研細

水粉一錢　為末工成條子

拔管方　石華

紅棗去核入人指甲嵌滿頭髮紮好煆研摻管內妙

水多加參末少許

痔漏退管內消丹

藥綠

川連　松羅茶　蝟皮　象牙屑各一两

為末黄狗臓近肛门處一尺將药放在内两頭紥好煮透倒出即用狗腸打丸桐子大每二三錢或酒或開水送下

退管散

黑羊角一对　猪蹄爪十个　牛角尖一对　蜣螂十个

象牙屑一两　刺猬皮一两

六味為一處鹽泥鉄鍊包裹煨過為末加大蒜末五分没药乳香各三錢雄黄二錢和匀為丸桐子

大空心陳酒下

愈漏丸　治痔漏始年久一料無不愈

蟾蜍一千个　蝟皮炙三錢　川連三錢　象牙屑三錢

爲末南棗爲丸每錢滚水下

一方　極靈

蟾蜍晒乾爲末一錢　江子肉打一錢

和勻棉紙作線外以末裹之打入孔內

錠毒散　一切惡瘡丁瘡尤妙

鬱金三錢　牛蒡五分　蒲黃三錢　萆麻肉一錢

藥線

硇砂五分　射香五分　雄黃二錢　杜酥五分　冰片五分

巴豆肉全　為末搽之膏蓋

曹氏平遠樓秘方卷三

曹氏平遠樓秘方卷三

吳縣曹維坤雲洲著

男毓秀春洲字實甫參

孫元恒滄洲字智涵較

目

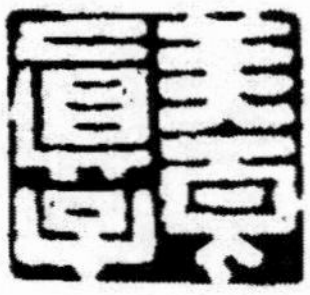

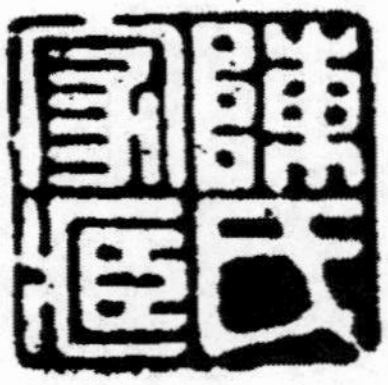

升藥

升藥

水銀一兩　皂礬一兩　火硝一兩　雄黃五錢　飛辰砂五錢

為細末升二炷香时

比金升　治　楊梅瘡

辰砂七錢研勻入鍋內噴淨水三口碗盖封固升之刮下研細紅棗十枚煮爛去皮核研爛至研和攤於銀罐中煅紅待白烟出盡取起研入冰片三分搽如痛珍珠散搽若疼痛以麻油潤之

升藥

大紅升剂 拔一切管疕瘩肉腐不脱

紅升藥或綠色雜色升丹盐五再升三炷香

五仙寶金丹

水金两 食盐两 皂礬两 火硝两 明礬两

升打藥色或白色取下節細研末每兩加入射

香七分 化管拔腐

紅靈丹

水銀两 白礬两半 火硝两半 辰砂二五分

盐泥封固乾麦柴八斤燒完為度或炭火煉三炷

香

五寶霜　梅瘡及惡瘡

水銀一兩　白礬二兩半　綠礬二兩半　雄黃二錢

辰砂二錢

研勻罐盛灯盞蓋定鹽泥固濟文武火煉

九轉靈丹

先將辰砂雄黃胆礬各二兩半研細入汞二兩研至不見

星用紙包好放小鍋內以碗蓋之桑皮紙撚條拖濕

沿塞碗邊再以鹽加水研如糊鹽須手研如左旋則

升藥

左刹底封口固密以炭火慢々逼乾又將盞加上烘乾凡三次然後將煉土四圍擁之碗露一半地上打鐵釘三个謂之三足置鍋於上下加炭火三炷香先後文武碗底常以濕棉紙置其上香完冷定開看有藥已升上矣此之謂一升其渣沈底者勿用將碗仍覆原處紙搥塞盞糊封固圍煉土俱如前法將鍋放冷水內於碗上加火打一香則藥降於鍋底矣此之謂一降不必再開取起待冷次日仍入三足爐升之不必三香約一炷香便可升共九次降亦九次十八

日工夫而升成此是真正美药　原可用碗恐不放心故以大銀罐代之上不必加湿棉塞凡升降时最防水銀走失若有氣外騰以竹棒頭夾湿棉收之置水盆内如係水銀氣則附於水面如土氣則不碍此係外科聖药去管生肌收口拔毒化腐無一不妙本症隨宜摻药俱宜加入如漏管飯打為条塞之一日即出仍以此药外敷近日外科俱用粉霜不過一升而已但粉霜敷之必痛以青鹽綠礬故也此用辰砂雄黃為妙

升药

五仙升丹　痔漏臁瘡結毒禿瘡及各症不收口

水銀一兩　鎗硝五錢　辰砂二錢　雄黃一兩　明礬五錢

先將硝礬入火酒一小鐘傾勻內炭火炙乾再用汞辰砂雄黃鉄船內研細不見汞星為度照三仙升法先文後武四炷香為度搽瘡口數次即愈

三仙升

水銀一兩　白礬一兩　火硝一兩

貼小鍋內碗蓋好外以石羔泥粉末噴水每碗面不可泄氣出黃烟升一炷香餘先武後文

五烟神丹 仲淳

石胆 丹砂 雄黄 礬石 磁石各两

為粗末用有蓋大瓦盂一个裝五药於内燒三日

三夜蓋上烟津以筆取之注瘡内則惡肉朽骨盡出

而愈

五寶靈丹 沈启白

辰砂火两 磁石水两 膽礬木两 雄黄土两 明礬金两

水銀两 和匀入陽城罐内照法升之

生肌白玉靈丹 汪蓋美 此丹治一切瘡疽餘毒未盡

升药

盡不完口用此少許掺患處即拔毒盡淨長肉真奇方也

水銀两　明凡两　火硝两　綠凡两　鉛两

先將鉛放盞內投入水銀研和再將後三味研末炒乾同前汞鉛研貯陽城罐內上用鉄油盞頭蓋定加鉄条於盞上鉄絲扎緊際棉紙塞口縫外以煆石羔末醋調封固盞加炭火二塊使罐上〻封口乾而堅固用大鉄釘三只釘地上將罐架釘上以堅大之磚置鍋底外砌百眼爐升三炷香

另用鹽滷酒調罐子泥如稀糊鉄絲紮筆頭在竹管上如罐縫有綠烟起即汞走也急以筆蘸鹽泥多刷在烟出之處封固不使烟出為度

第一炷香只將火在罐底煉如火大則汞飛去

第二炷香用大半罐火燒之以水時刻刷盞

第三炷香太平罐口用扇搧之以筆蘸水頻頻刷盡勿使汞飛盞上

三香已畢冷定有盞上靈丹刮盡研細磁器內貯勿令泄氣

升藥

拔漏管升丹

辰砂五錢　雄黃三錢　硫黃七錢　水銀一兩落入青鉛七錢研細

五仙黃升

火硝一兩　白凡一兩　陀僧一兩　水銀二兩

共入鍋內碗合好升二炷香取出聽用隔年者佳

紅升藥

水銀一兩　牙硝二兩五錢　辰砂三錢　雄黃三錢　白凡一兩三錢

燒酒和勻用鹽滷醋豬脚葦并角末京墨鹽泥固

濟罐口升三炷香時

譚天球白升药

水銀一兩 白凡一兩 火硝一兩 辰砂三錢 雄黃三錢

盐 三錢 鉛 三錢

為末鎔化開入水銀同研入陽城罐升加入前药

升药

降药

八仙丹　降药之最灵者

飛辰砂二钱　月石一钱　火硝五钱　白礬一两五钱　盐一两一钱

皂礬五钱　雄黄二钱　水銀一两

四常法降之外升之即名大升丹

大降至灵丹沈　去腐灵药

石青一钱　水銀一两　辰砂一钱　食盐一两　綠凡一两

火硝一两　金頂砒五分

先將石青辰砂火硝各研细末用擂鉢研匀次入砒

研匀再入水銀細拌拌至水銀星不見盡後入緑礬研細再入鹽拌匀將元寶銀罐一只放微火鍊盡候罐底紅用磁甑起下一甑等烊起泡再入一甑漸漸加增候收乾取下少停片刻將極鐵絲放罐口離藥三分摑作十字撑緊再用木盆貯水六分內放金器一件以盆一只放於木盆水中將銀器輕輕覆擂盆內用鹽泥周圍擦緊再用細泥蓋上留罐底先用文火燒一寸香武火燒六寸香候火退稍停去泥用筆掃盡將罐輕輕取起盆底白者即靈丹也此方

驗過毋忽常熟邵克允翁傳

白靈丹

砒 錢　皂礬 錢　鹽 錢　硝 錢　明礬 錢

水銀 錢　硇砂 錢

研細入大銀罐內結胎時候烟出盡取下用丸油盞頭將

銀罐合轉四邊泥鹽封固不可出氣上加稻柴灰四分上

用红炭蓋煉三炷香研細

白降丹

辰砂 三錢　雄黃 三錢　月石 錢　水銀 两　牙硝 一两錢

降葯

食鹽 一兩半 明礬 一兩半 皂礬 一兩半

以上各药研入大土銀罐內用陰煉法此药性極利害要用可二三厘加飯為丸放膏上貼患處不可多用配法列後

丹頭 二錢 辰砂 一錢 熟鴉片 三錢 冰片 二分 土狗 焙乾 二分

合研為末每用二三厘飯丸置膏上蓋為刺破其功更速毋論疔發背諸症每用不過三丸

一治患濕日久頑肉不知痛楚先用丹頭加射香五厘調水搽上起泡或以膏貼之一日一換收死肉咬爛再

用此配丹清敗肉毒盡後再用五虎配丹二三帖再用三仙配道丹成功先時腐肉可用細茶煎濃並加鹽一撮日洗二三次或蒼耳生艾叶同煎洗之腐肉轉紅色則用甘草湯洗之其口滑滿則不必洗

一治新久頑癬十餘年死肉用此丹加射香五厘調水抹之數次至痛甚則用甘草湯收藥洗去即起一泡候乾即愈

外痔 丹頭一分 西珀二分 冰片二厘 共打末敷痔日三次

降药

漏管 丹頭一分 西珀一分 冰片五厘 射香三厘 黑棗
擂勻作條插至管内日洗日換但管爲膿

三仙配丹
丹頭一錢 西珀一錢 辰砂一錢 此二味夏時加倍用之 珠子一錢 夏則加倍
射香五厘 冰片二分 研勻聽用

三仙成道丹
牙硝一兩 白礬一兩 汞一兩 雄黄二錢半
用陽升法如添牙硝則用八錢

五虎拔毒丹 無名腫毒瘰癧結核瘤大如杯

丹頭一錢　熱鴉片五厘　冰片二分　土狗焙乾二分　辰砂一錢

白虎丹

水銀一兩　皂凡一兩　鹽一兩　牙硝一兩　明凡一兩

共研不見汞星爲度

五寶霜　梅瘡

水銀一兩　白凡一兩五錢　綠凡一兩五錢　辰砂二錢半　雄黃二錢半

研勻盛罐灯盞蓋定鹽泥固濟文武火煉升每以

三錢入乳香五分沒藥五分膏貼之極靈

降药

多骨

一方 毛

河車一个鮮者放罐内稻柴灰放滿俟出黑亮虫焙乾為末擦之即出多骨

黑雲散

蜣螂十个 洗淨姜汁洗炙存性研末吹之

一方 取久疽及痔朽骨

烏骨鷄脛骨以砒實之鹽泥固濟煅紅出火毒去泥用骨研细飯丸如黍米大以紙撚送入孔肉膏药貼

多骨

之

痧药

人馬平安散

西黄五分　月石三錢　腰黄四錢　射香三錢　辰砂四錢

冰片三錢　火硝三錢　金箔六十張

金龍散 義成客

辰砂一兩　雄黄五錢　杜酥二錢　冰片三錢　射香三錢

八寶痧药

西黄一錢　雷门子二錢　辰砂三錢　珠子三錢　梅片一錢

雄黄五錢　降香末三錢　沉香三錢　飛金五十張　各為末研

搐鼻散 金真清

川芎 白芷 辰砂一錢 射香三錢 藜蘆 北辛

牙皂五分 為細末

痧藥方 亦治驚風

西黄一分 煅月石三錢 水安息一分 杜酥三錢 滑石三錢

射香五分 火硝二錢 冰片五分 石菖蒲二錢 蟾酥三錢

為末和勻

紫雲散

生半夏五分 射香五分 西黄五分 冰片一錢 飛黛二錢

北辛二錢　白胡椒二錢　元胡索二錢　雄黃一兩　牙皂二錢

為末

一方

辰砂二錢　金箔三十張　冰片一錢　月石八分　雄黃

杜酥二錢　射香一錢　牙硝一錢

如駿丹

石菖蒲一兩　研末拌合香葉晒乾研細再拌　再晒再研極細至不粘為度　闹楊花二錢

不食草二錢　冰片一錢　轆軸子二錢　射香一錢　生南星二錢

藜蘆二錢　辰砂一兩　皂角一兩　生半夏二錢　晒乾為末

痧藥

青痧药

牙皂五分　射香一钱　杜酥一钱　冰片一钱　北辛五钱　甘松二钱

丁香二钱　闹杨花五分　飞黛五钱

卧龙丹天

西黄六分　射香三分　牙皂三钱　闹杨花二钱（一方用二钱）　冰片一钱

元丹五分　北辛二钱　一方有杜酥

卧龙丹存济

元丹五钱　金箔十张　射香一钱　辰砂三分　牙皂三钱

荆芥四钱　冰片一钱　西黄一钱　闹杨花五钱

卧龍丹 春陽

西黄一钱 北辛二钱 射香一钱 元丹五钱 冰片一钱

金箔廿張 闹楊花二钱 杜酥二钱

卧龍丹 望

西黄一钱 冰片一钱 北辛二钱 牙皂二钱 闹楊花二钱

元丹五钱 射香一钱 不食艸二钱 杜酥二钱

金丹 云

甘松二钱 排草二钱 母丁香二钱 冰片一钱 北辛二钱

西黄叁 射香一钱 杜酥二钱 飛雄黄二钱 牙皂五钱

痧药

閙楊花一錢　為末和勻再研極細吹之

白痧藥　王信益

射香五分　滑石十二兩　杜酥一兩　山柰一兩　冰片五分

銀硝八分　各為末和勻

元龍丹　天祿

轆軸子二兩　牙皂一錢　當門子四分　荊芥炭一錢

冰片四分　元丹六分

塘棲痧藥　以下痧丸藥

射香研六分　丁香研二兩　上肉桂晒研一兩　飛雄黄一兩

沈香 一錢 晒研　製蒼术 研 一錢　石菖蒲 一錢　杜酥 漂化 八分

飛辰砂 五分

為末用酥化之燒酒打丸綠豆大辰砂為衣入白

臈少許溶錫碗內晒入丸合好搖打光每二三丸

亦可研細吹鼻

靈應小金丹 李也卿乩方 治一切痧症

西黃 五分　珠子 三分　梹榔 五分　杜酥 三分　雄黃 五分

闹楊花 五分　冰片 四分　鑪硝 二分　射香 三分　辰砂 五分

大黃 五分　大戟 五分

痧藥

爲末燒酒泛丸辰砂爲衣外加金箔

丸藥列

一　母丁香二錢　射香三分　茅术二錢　杜酥二錢　雄黃二錢

燒酒二錢化開射香三分爲末丸如芥子大每服三丸冷水下

真塘棲痧藥

茅术一錢　辰砂一錢　雄黃一錢　丁香一錢　杜酥八分燒酒化開

射香三分　爲末丸如芥子大每三丸冷水下

二香丸

母丁香二錢　杜酥二錢　蒼术二錢　木香二錢　冰片四分

爲末丸桃子大辰砂爲衣

萬安丹　暑痧食積嘔吐腹痛吃一丸重或二三丸

腰黄二錢　丁香一錢　杜酥三錢　檀香一錢　蒼朮二錢

射香五分　沈香一錢　石菖蒲三錢　木香三錢　冰片一錢

降香一錢　辰砂一錢爲衣

香砂丸

丁香五分　蒼朮五分　杜酥五分　辰砂二分爲衣　金箔三張爲衣

雄黄五分

痧藥

麻藥

八靈丹 等分

川烏尖生 草烏尖生 生南星生 生半夏生

北辛生 蓽撥生 胡椒牙 杜酥生

研末滚水調敷或用燒酒

桂花散 等分

射香少許 生半夏一 蓽撥一 杜酥一 胡椒一

花蕊石二錢 淨乳香一 丁香八分 淨沒藥一 三七二

川烏一 草烏二 肉桂一 風茄子二 生南星一

麻藥

研末滚水调塗

五芝散 刈

生南星 生半夏 闹楊花 蓽撥 杜酥各生

生晒為末研極细

二花散

曼陀羅花工（八月採即風茄子花） 火麻子花工（一名芝蔴） 為末酒调塗

南烏散

川烏尖 艸烏尖 生南星 生半夏 川椒

為末唾调敷之

星椒散

南星　半夏　川烏　草烏　川椒

石灰少許　共爲細末

素芳散

茉莉花根爲末敷之

麻藥

潤肌

玉容丸 吳龍山

潮粉一兩 白斂生 白芨生 乾臙脂一分 四味為末鷄子白丸洗面白嫩

玉蓉丸 羊田

甘松乙 白斂乙 羌活乙 白芷乙 荊芥乙

獨活乙 甘菊乙 北辛乙 三柰乙 陀僧乙

山梔乙 甘松乙 殭蠶乙 芸香乙 防風乙

藁本乙 白芨乙 天麻乙 枯礬乙 紅棗七个 吳去核

為末加皂莢末一斤用生蜜打丸

刘奶日堂方

防風 北辛 甘松 苦參 荊芥 白附子
豨薟草 乾浮萍 白芷 綠豆三錢 為末和勻

玉容散 治肺火

白芷五錢 三柰五錢 甘松壹錢 白附子五分 公丁香三分
北辛五錢 白丁香三錢 冰片三分 草麻肉五分 皂莢七分
水浸一宿 去筋皮 為末和勻打丸每早晚洗面

汗斑

汗斑散

陀僧 生 月石 生 土貝 生

為末茄紅切片蘸藥擦之或用黃瓜蒂亦可

月黃散

月石 工 為末 黃瓜汁調勻搨之或將黃瓜汁

同月石藍烊塗汗斑上不過二三次愈

潔身散 刘

硫黃 主 陀僧 主 明礬 工 為末隔水燉一炷香

汗斑

氷石散 進

月石 三錢 陀僧 三錢 氷片 三分 為末扎絹內擦患處

一方

水红花連莖葉叶渾身搽之數次愈

除斑散 魚

鉛粉 一錢 硫黃 一錢 為末擦數次

一方

黑芝麻研細一撮入醋汁半杯煎數沸塗之即愈

一方

土貝兩　月石兩　冰片一分　共研末擦之

陀僧散

陀僧末陳醋調擦之應手而愈

一方

陀僧錢二分　硫黃錢　半夏錢二下　燒酒浸三日抹上永不發

汗斑散　沈啓白驗過

白附子錢　硫黃錢　陀僧錢　為末生姜擦之三五日即愈

一方

白附子錢　硫黃錢　茄蒂蘸藥擦之

汗斑

一方

陀僧全　雄黄半　為末以姜片蘸药擦之次日即愈

請斑散經一年者去皮一次擦後忌行房慎風搖扇

硫黄　白附子　陀僧　瓦石　雄黄　海金沙

丸門

六神丸　治無名腫毒乳癰腋癰腿癰一切等症

西黃一分五厘　飛辰砂一分五厘　當門子　六厘

濂珠一分五厘　飛雄黃一分五厘　杜蟾酥一分五厘

陳酒化杜酥為丸百草霜為衣芥子大每服三丸或四丸酒下

附六神丸　誦芬堂

國興當门子二錢　西牛黃二錢　硃砂

珍珠二錢　腰黃二錢　杜酥二錢

共為細末用百草霜為衣頂好高粱酒少許打糊為丸粒子如芥菜子大以小為貴每服十粒病重者每日吃三次　用瓷瓶收貯切不可息氣

飛龍奪命丹

杜酥四錢切片燒酒化　銅綠二錢　淨乳香一錢　枯凡一錢

飛辰砂二錢　飛雄黃二錢　輕粉研一錢　膽凡一錢

淨沒藥一錢　麝香一錢　寒水石研細一錢　蝸牛四十二个不可臭

金頭吳公二錢　各為細末將酒化酥同蝸牛打

為小丸每用葱頭三条酒化下三錢酒要陳

七寶回疔丹　即飛龍奪命丹去蜈蚣

梅花點舌丹　治風痰乳癖腫毒不起初發者立効

西黃一錢　冰片一錢　飛雄黃一錢　淨乳香一錢

射香三分　沈香一錢　珠子三分　淨淺藥一錢　月石一錢

上邊碭一錢　飛辰砂一錢　杜酥切片晒研五分　熊胆五分　葶藶一錢

為細末人乳化酥熊胆為丸綠豆大重三四厘金箔

為衣每一丸陳酒下或加白梅花瓣不拘多少

一粒珠　治一切癰疽

全山甲一隻約重廿四兩連尾四肢一足醋製一足

松羅茶製一足麻油製一足連尾蘇酥合油製

射香二錢　西黃三錢　飛辰砂二錢　冰片二錢　飛雄黃二錢

珠子三錢　杜酥二錢

九門

研细末加杜蟾酥末量加合油為丸每粒三分乳化陳酒送下

皮贊功靈寶如意丹

人參五錢 白粉霜一錢 珠子三錢 冰片三錢 杜蟾酥一錢

西黃五錢 熊膽五錢 射香五錢 亭歷一錢 飛雄黃一錢

月石一錢 天麻一錢 血竭一錢 硃砂一錢 銀珠一錢

為末用燒酒化酥為丸

靈寶如意丹 刻

茅术一錢五分 射香五分 沉香三錢 飛雄黃一錢五分 辰砂飛一錢五分

氷片五錢　天麻一两　甘艸一两五錢　杜酥四錢　生大黃二两

月石五錢　麻黃一两五錢　母丁香二錢　袪改公丁香

為末水泛丸辰砂為衣

太平丸

蒼术二两　杜酥四錢　天麻二两五錢　射香二錢　粉艸二两四錢

飛辰砂二两五錢　飛雄黃二两五錢　麻黃二两五錢　大黃六两　母丁香五錢

雄黃為衣水泛為丸　刘氏自用之方無杜酥

蟾酥丸　刘

公丁香五錢　茅术五錢　射香三錢　雄黃三錢　木香四錢

丸門

杜酥三錢　沈香三錢　燒酒泛丸辰砂為衣

蟾酥丸　又

杜酥二錢半　辰砂三錢半　西黃五分　木香三錢　射香八分

雄黃三錢半　丁香三錢半　茅术五錢

為末和勻端午日粽尖打丸芥子大病重二丸輕者一丸

蟾酥丸

杜酥三錢　射香一錢　丁香三錢　西黃八分　木香四錢

茅术五錢　雄黃三錢　辰砂三錢　生軍四錢　沈香三錢

為末和勻端午日粽尖打丸芥子大

八寶紅靈丹

飛辰砂一兩　冰片一錢　象牙屑一兩　飛雄黄八錢　佛金四張

煅礞石一錢　射香一錢　月石一兩　西黄一錢

爲末天德月德配合

狗寶丸　治癰疽大瘍

狗寶　杜酥　飛雄黄　射香　冰片

淨乳香　淨沒葯ヽ　爲末丸

蒼龍丸

蒼龍丹丸　冰片一錢　柞河車一錢　五倍一錢　射香一錢

九門

杜酥人乳化　西黃二分　血竭二錢　銅提爐三錢　雄精二錢

輕粉一錢　為末人乳化酥如小豆大金箔為衣重

則三四丸輕則減半陳酒下

萬靈丸

泔水製茅朮八兩　製首烏一錢　天麻一錢　川斛一錢　全當歸一錢

北辛一錢　雄黃五分　炙艸一錢　艸烏泡去皮尖一錢　麻黃一錢

川烏泡去皮尖二錢　川芎一錢　防風一錢　羌活一錢　荊芥一錢

全蝎酒洗一錢

為末丸白蜜十一兩辰砂為衣或水泛蔥白湯下

定痛丸 刘

鴉片膏一錢 淨乳香三分 淨沒藥五分 飛辰砂為衣

金箔三十張為外衣 每服四五丸米飲送下

定痛丸 刘

鴉片膏一錢 文蛤末量加 辰砂為衣 金箔三十張為外衣

芥子大每服七丸開水送下有肝氣忌服

止痛丸 陳

鴉片膏三錢 羌活一兩

二味調和作丸如小豆大每服一二丸用清米飲下

丸門

繆松心神寶丹　腫瘍凝結作痛

絡石藤一兩　甘草五分　淨乳香二錢另研　淨沒藥二錢另研

角針一兩炙黃　瓜蔞仁炒一斤

西洋保心丹　治傷寒保心使不內陷及外瘍痈瘡

珍珠一兩　石蟹眼一兩　西珀一兩　龍涎香二錢　川芎一兩

珊瑚一兩紅白俱可　鹿角一兩　石蟹爪二兩

共為細末為丸凡用此丹先用刀刮成細末或黃酒白水

俱可送下小兒每服下至二分大人三分至五分

嵥峒丸　治流注未潰能散已潰亦可消去根柢

西黃一錢　射香一錢　參三七一兩　乳香一兩　阿魏七錢半
飛雄黃七錢半　兒茶一兩　冰片一錢　血竭一兩　生軍一兩
山羊血一兩　淨沒藥一兩　天竺黃一兩　藤黃一兩
先將藤黃煎十餘滾撇去其油膩淨用二兩另山羊
血不經水者拌末晒乾以上十三味各為細末用以藤黃
化拌為丸如桂元大若藤黃少加煉蜜為丸外加
蠟丸端午日合

三黃寶蠟丸

劉寄奴二兩　飛辰砂一兩　淨乳香三錢　水粉三錢　大戟肉二兩

丸門

兒茶一兩　歸尾一兩三錢　上血竭三兩　天竺黃二兩　西珀二錢
麝香二錢　雄黃二兩　水銀二錢用水粉研不見星　藤黃四兩隔水燉十餘次去沫
為末如無竺黃以陳胆星三兩代之再以好黃占廿四兩
煉净滚湯坐定將药投入不住手攪勻取出磁瓶收貯

南園鰻丸　治內熱
乳蒸熟地一斤　丹皮四兩　鰻灰四兩　龜版四兩　棗仁四兩
蓮子八兩　杞子八兩米泔水浸　萸肉八兩　雲苓八兩　山藥八兩
當歸四兩　川貝一兩　為末蜜丸

延禧堂廿一製清寧丸　京都秘方

上箱黄十斤厚米泔水浸周時取出用竹刀去粗皮洗切厚切晾半乾再用原药按次各煎濃汁浸一周時取出晾半乾再蒸再浸按次廿一遍始止每次蒸必以新扁柏墊籠屉底

次一用綠豆三升

次二用黑料豆三升

次三用麦芽三升

次四用槐枝葉一斤

次五用桑枝葉一斤

次六用桃枝葉一斤

次七用柳枝葉一斤

次八用車前草一斤

次九用鮮茵陳一斤

次十用陳艾一斤

次十一用荷葉半斤

次十二用銀花八兩

次十三用紫蘇八兩

次十四用白术八兩

次十五用陳皮八兩

九門

次十六用半夏八兩　次十七用川朴八兩　次十八用香附（黃芩）八兩

次十九用香附八兩　次二十用砂仁八兩　次廿一用甘草八兩

每次均蒸三炷香乾了仍用酒浸一宿次早濕蒸一次後晒極燥極乾研細末每斤加牛乳二兩藕汁二兩梨汁二兩生姜汁二兩童便二兩煉蜜四兩石臼打和為丸桐子大每服三錢照引下孕婦忌服

九製大黃丸

錦大黃一斤　川貝二斤

一製用青皮一斤　銀花一斤

二製用蒼朮一斤　柴胡一斤

三製用花粉十兩　川芎一斤　四製用荊芥十兩　香附一斤
五製用半夏十兩　藿香十兩　六製用防風一斤
七製用羌活十兩　只殼一斤　八製用天麻一斤　陳皮一斤
九製用連喬二斤

每次製用藥煎汁浸大黃川貝但藥多汁少恐不能浸透再黃酒對入汁內以汁盡爲度用蒸籠一个以淨布鋪在底內將大黃入籠蒸之蓋密勿出氣一炷香爲度候冷取出晒乾如此九次將大黃貝母晒乾爲末好酒和丸綠豆大每服二錢開水下

九門

此方除熱清積一切痢疾初起并食積痰積氣積
酒積白濁帶下痔漏皆効

八寶金丹　叢背癰疽流注黃酒下七丸

杜酥一錢　辰砂一錢　麝香三分　乳石一錢
潮腦六分二厘　沈香一錢三分五厘　冰片一錢　雄黃一錢

人乳化酥為丸鳳仙子大凶者一服

馬前丹　一切外治跌打損傷

番木別八兩　米泔水浸二三日去皮切片
晒乾再入後藥製衣

製衣一川芎三錢　白芷三錢　用水一碗煎三碗去渣入木別片

煎乾為度

二製 銀花五錢 柴胡五錢 製如前　三製 甘草一兩 青鹽二錢同上法

四製 南星五錢 半夏五錢 同上製　五製 牛膝二兩 同上法

六製 杜仲二兩 同上製　七製 木瓜二兩 同上法

八製 乾姜二兩 水二碗 煎一碗 入木別片 蒸乾

九製 花粉一兩 水六碗 煎三碗 再入木別片 蒸乾

為末 晒乾、水泛為丸 如六神丸大 每服二分三分

為率另有引

護心丸

綠豆粉　淨乳香　甘草各三錢
米漿為丸 辰砂為衣 建蓮湯下

九門

護心丸　外瘍潰爛

西珀另研三錢　明礬研一兩五錢　飛辰砂三錢四分　黃占一兩

飛雄黃三錢四分　白蜜五錢

溶黃占入蜜攪勻入藥然後微火烘旋丸綠豆大

每二三丸開水下

二角丸　一切腫毒魚口便毒即消

雄羊角二斤　血餘灰一斤　山甲八兩　角刺炭十六兩

文武火煅研末每服二錢酒送下

西黃丸　乳岩瘰癧

西黃三分　乳香去油一兩　淨沒藥一兩　射香一錢半

共研勻黄米飯一兩打入末再打爲丸菌子大晒乾爲丸忌烘每三錢陳酒下醉蓋煖

小金丹　一料二百五十丸

白膠香 糯末 一兩五錢　製草烏 一兩五錢　五靈脂 製末 一兩五錢　地龍末 一兩五錢

麝香 三錢　墨炭 一錢二分　淨乳香 七錢半　淨沒藥 七錢半

番木鱉 一兩五錢 水浸去皮 油易炒末

糯米粉一兩五錢爲厚糊和入諸末打千下爲丸芡實大忌烘酒服忌參

回春再造丸 京都秘方

能治三十六種風十四般癱

九門

羌活刄　川貝刄　苡仁刄　兩頭尖刄　獨活刄
野菊花刄　海桐皮刄　鹿茸刄　防已刄　川連刄
草薢刄　鎖陽刄　防風刄　鳳皇衣刄　木通刄
母丁香刄　銀花刄　冬虫夏艸刄　天冬刄　木香刄
菖蒲七乞年　車前子刄　龍骨刄　青皮刄　香附刄
九轉膽星刄丕　製半夏七乞年　白附子刄　百藥煎刄　菟絲子刄丕
姜黄刄　野白术刄　丹皮刄　仙人衣刄　雄豬下頦骨炙刄
製蚕刄丕　荆芥刄　大黄刄　桃仁刄　益智仁刄
北辛丕　红花刄　仙靈脾刄　杏仁刄　木瓜刄

白花蛇兩　桑寄生兩半　莪朮兩　肉蓯蓉兩　草烏兩

茯神兩　虎脛骨兩五　巴戟天兩　升麻七錢　白芷五錢

鉤勾兩五　麻黃兩五　全歸兩五　安息香兩五　川斷兩

犀角尖五錢　文　兩　豨薟草二兩五　川芎兩　辰砂兩

紫草兩　烏梢蛇兩半　瓜蔞霜兩　連翹兩　首烏兩五

淨没藥兩　鬱金兩　霍斛兩五　老蘇梗兩　赤芍兩

澤蘭兩　萊菔子兩　羚羊角五錢　旋覆花五錢　薄荷兩

元胡索兩　澤瀉兩　人參兩　骨碎補兩五　紫菀兩

秦艽兩　五靈脂五錢　廣三七兩　伽南香兩

九門

石決明錢半　金毛脊七分半　靈仙錢半　黑梔錢
交趾桂錢　川桃錢　山甲錢半　紫威花錢
川烏錢　杞子錢　射香錢　遠志七分半
地龍錢半　杜仲錢　元參錢半　石楠叶錢
橘紅錢半　白芥子錢　雌黃錢　丹參七分半
川牛膝錢半　天竺黃錢　冰片七分　川朴錢
全蠍五全　蒼朮錢　青礞石錢半
為末加竹瀝荊瀝童便煉蜜為丸彈子大金箔為
衣白腊為皮收貯病在右四君子湯引人參七分無

參用耆三錢茯苓二錢白朮錢半甘草一錢　在右四物
湯引用當歸錢半生地三錢白芍一錢川芎五分在
周身暈症酌用薑汁黃酒童便為引大人一丸小兒
半丸凡為痰火中熱中暑燥症及孕婦皆忌服

賽奪命丹　一切癰

天龍去頭足一條　白芷三錢　當歸二錢　山甲二錢　赤芍二錢
粉草二錢　淨乳香三錢　淨沒藥三錢　為末泛丸

六軍丸　癭瘤已成未潰不論新久並效

蜈蚣去頭足等分　蟬衣等分　夜明沙等分　山甲等分　全蝎等分

九門

蠶炒去絲一兩　為末神粬糊為丸粟米大辰砂為
衣每服二分食遠酒下日漸消矣忌大葷發物

另梅花丹
辰砂一兩　輕粉一錢　雄黄一兩　冰片一錢　血竭三錢
淨乳香二錢　杜酥一錢　射香一錢　淨没葯二錢
為末人乳為丸桐子大每一丸

紫璞丸　發背疔附骨流痰腫毒已成未成俱効
天龍洗去頭足二錢　血竭一錢　射香五分　淨没葯一錢
淨乳香一錢　北辛一錢　角針二錢　辰砂三錢

雄黃三錢 山甲二錢 製蚕三錢 杜酥五分 蟬衣三錢

川烏七錢一分焙去臍皮 全蝎一錢焙湯泡七次

爲末泛丸每四分甚者五六分病在上食後服在

下空心服被蓋得汗

培元十全丸 調和營氣痛後服

黨參焙三錢 歸身一錢 雲苓炒二錢 川芎酒炒一錢

大生地酒炒二錢 冬朮一錢 肉桂五分 上耆二錢

白芍酒炒一錢 炙草一錢

九門

許真君如意丹

川烏刮去夫皮兩　茯苓兩　肉桂兩　川椒兩去子炒去汗
菖蒲兩　巴霜兩　人參兩　煨姜兩
川連兩　牙皂去皮兩　吳萸泡水拌炒兩　木香兩
當歸酒洗兩　桔梗兩　川朴兩　紫菀洗兩
柴胡兩　附子兩　檳榔兩
為細末入面內打三千下蜜丸桐子大辰砂為衣
遇病照引五更服忌葷腥生冷三日

內固清心丸華田　一切瘡預防毒內攻
西黨參五　茯苓五　豆蔻五　冰片一　甘草五

元明粉三錢 淨乳香三錢 雄黃三錢 辰砂飛三錢 綠豆粉二錢

為末每服錢半白蜜湯下

清膈丸草田 上焦風熱大便實者

元明粉二錢 薄荷一錢 連翹四錢 甘草二錢 黑梔一錢

淡芩一錢 製軍二錢

研末每服一錢或錢半大竹葉湯或菊花湯下

金丹 癰疽初起

珠子五分 杜酥溶化一錢 牛黃二分五厘 辰砂一錢

射香五分 蝸牛三个 雄黃一錢

丸門

爲末共研一百廿遍入蝸牛酥化丸打成椒目大金
箔爲衣每三丸葱白一條同葱咬爛陳酒熱下取汗

應氏方　服之出頭
原蠶繭末出蛾者格瓦上炙乾不可焦臨用再煅存
性一枚一服爲末酒下服後即出頭

散門上

靈砂散 刘 治一應癰疽腫脹紅赤疔流火

白芨晒八分 歸尾晒二分 九紅四分 甘草末一分

為末和匀井水調

靈砂散 陳

白芨八分 甘中黃二分 狀元紅四分

晒為末井水調塗外以紙封之乾則以井水潤之

或去舊換新者

靈砂散 沈啟白

散上

白芨分 亢紅錢 炒玉竹錢 陳小粉六分
為末和匀井水調

赤麟丹 一切瘡
上蜎錢 半夏錢 白芨分 切片晒乾
為細末和匀井水調

冲和散 治一切流注無名腫毒風毒襲絡浮腫風毒
瘡癧風瘡牙槽風等症
紫金皮兩 石菖蒲兩五錢 赤芍兩 白芷一兩
獨活三兩 切片晒乾為末葱蜜調或茶蜜調

七仙散　流注流痰鶴膝風

紫金皮二兩　赤芍一兩　草烏五錢　白芷一兩　獨活五錢

白芥子五錢　石菖蒲五錢　為末和勻

紫木散

赤芍五錢　紫金皮五錢　木鱉五錢　為末酒調或紫蘇葱湯調

金箍散　陳

鳳仙子二兩　大黃二兩　五棓子二兩　陳小粉二兩五錢三年陳　皮硝五錢

為末米醋調

散上

鐵箍散

五棓子炒錢 龜版錢 陳石粉炒黑二錢 芙蓉葉錢

為末醋調

玉燭散 瘰癧鬱痰痰毒流注

生半夏 生南星

為末朴硝水調敷未成即消已成即潰如乾以硝水潤之

春和散 一切陰疽附骨流痰痰毒及牛皮癬

川烏 草烏 南星 狼毒各八兩 為細末

琥珀散陳 流注

白芷 南星 鬱金各一兩 大黃二兩

洪寶丹

姜黄十两　白芷十两　赤芍二十两　花粉三十两

連城散

川柏六分　大黄六分　甘草三分　白芷六分　花粉一斤

姜黄六分　陳皮三分　蒼术三分　川朴三分

為末菊花水调

南軍散

川烏五錢　艸烏五錢　南星五錢　生軍五錢　芙蓉花葉五兩

晒乾為末葱汁调

敷上

珍珠散　瘡疽未成

煅蚌蛤灰研極细醋和塗乾則易之或加冰片

消毒散

南星四兩　五棓炒黑二兩　白芨二兩　姜黃二兩　川藤黃二兩

為末醋調塗

歛毒散

藤黃三錢　射香一分　白芨三錢

神濟丹

白芥子　冲和散　為末水紅花子煎湯塗

鉄箍散 沈

芙蓉葉一两 陳小粉一分 生南星一两 文蛤一分炒焦

生半夏一两 生草一两 為末醋調留頭出毒

神功散

草烏一两 生南星一两 肉桂半两 白芷一两 赤芍一两

葱湯調酒亦可

應氏拔毒散 大瘡頭不起

白芷 土貝 白芨 白斂

為末水調敷瘡頭頻以水潤瘡頭漸漸努起者可治

散上

斂枊散

南星一兩　赤小豆二兩　白芨一兩　為末井水調

一聖散

五棓子為末蜜調

五藤散　無名腫毒

藤黃一錢　五倍一錢　蓖一兩　蜜一兩

拂毒散　風毒瘰疽

生半夏　貝母　大黃　朴硝　五倍　為末醋調

三聖散　亂上生瘰疽

白芨三兩 白芷三兩 土貝母三兩 為末酒調

大白散

芙蓉葉 白芨 川柏 大黃 五倍子

金蛤散 腫毒初起無頭

大黃兩 五倍兩 川柏兩 為末水調塗四圍

大石丹

煅無名異兩 大黃兩 為末醋調

既濟丹 應氏 為末留頭出毒醋調

芙蓉葉兩 陳小粉炒兩半 南星麝三錢 生草烏三錢

敷上

五倍炒全 半夏三

賽金丹 陰症

生半夏二兩 北辛二兩 官桂二兩 草烏二兩 南星二兩

川烏二兩 陳小粉分炒黑 白芥子二兩 降香末二合半 川椒一兩半

葱汁調

寸金散 腫毒

白芷二兩 白芨二兩 芙蓉葉二兩 赤芍二兩 菉粉二兩

姜黃二兩

銀箍散 繆芳岩方 陽症腫毒

川乌 文蛤 南星 花粉 白斂 乳香 没药

草乌 半夏 生軍 等分

為末加橘皮一撮调醋或酒塗中留小孔即换

五黄散

五倍两 藤黄三钱 為末陳醋调敷中留頭

化堅散 流注流痰

急性子两 大黄两 皮硝两 水红花子两 為末调塗

五粉散

陳小粉炒黑两 五棓炒褐色两 為末醋调赤腫蜜水调

散上

馬前六將散　通治癰疽

木別去油錢　赤小豆錢　生半夏錢　白芷錢　南星錢

草烏連皮尖錢　為末硬則醋調嫩起蜜調

紫金散

紫金皮錢　南星錢　芙蓉葉一錢　切片晒乾為末

五星散

南星炒錢　五倍炒錢　白芨炒錢　藤黃炒錢　姜黃炒錢

為末醋調

化痰散　癰疽發背

南星三錢　白芨五錢　白芷五錢　赤小豆七分　半夏七分
貝母五錢　木鱉仁三錢半　乳香三錢半　沒藥三錢半　雄黃五錢
為末井水入蜜調

除腫散　腫毒通用
大南星　半夏　赤小豆　貝母　五棓子　白芷
為末蜜醋調塗

化毒散
白芨切片摩粉　南星　半夏　打粉

十軍散以　治一切紅腫之症將此散用醋調立消
散上

淨乳香研丹

淨沒藥研丹

陳小粉丹

拌和炒

散門下

翠鳳丹　治黃水瘡㿉皮風濕癬膏風猴疳濕風瘡廣痘

川柏五分　青黛五分　為末和勻麻油調塗

新翠鳳丹

川連六分　青黛三分　滑石五分　生草五分

洛陽散　治黃水瘡㿉皮風濕風蛇痲天泡瘡

川柏一錢　飛青黛四分半　滑石四分　地膚子四分

熟石羔一錢　龜版四分　甘草一錢　寒水石一錢

為末和勻麻油調

青蛤散　鼻匿瘡

煅蛤殼（或換蚌殼）一兩　川柏五錢　青黛三錢　煅石羔一兩　輕粉五錢

為末

青芝丹

青黛一兩　川柏八分　飛滑石四兩

芙蓉散　黃水瘡亦治水湯火表印文名琥珀散用治悗

痱子焦頭

滑石　石羔　緯丹　為末和勻

太清散

石羔　緯丹

蛤粉散　陳　爛皮風

熟石羔兩　煅蛤粉兩　輕粉一兩　川柏一兩　為末麻油調

百合散　黄水瘡

煅蛤殼粉兩　川柏兩　為末摻上即愈

拔毒散

寒水石煅一斤　川柏一斤　甘草一斤　熟石羔一斤　為末

玉麟丹

三黄湯煅甘石八兩　童便浸七日　煅紅入三黄汁再

散下

煆再淬如是三次

朱草散 黄水瘡爛皮風濕毒瘡

胡連錢 川柏分 上青黛錢 煆甘石錢 為末

玉屑丹

飛滑石

潤肌散

地膚子末麻油調

金陀散 治爛足丫

川柏錢 陀僧錢 為末摻之

生肌

龍井散　打傷每服一錢或錢半小兒三分陳酒下

桂元内核去黑壳切片晒乾為末　破傷風摻之

搽緊即能生新去腐

止血生肌八寶丹　刘

血珀一錢　淨乳香一錢　生龍骨一錢　血竭一錢　赤石脂兩

淨沒藥一錢　兒茶一錢　煅石羔一錢

各為細末和勻再共研勻貯好摻患處不可泄氣

生肌

生肌方

净乳香二錢　鉛粉二錢　冰片五分　兒茶二錢　輕粉二錢

淨沒藥二錢　血竭二錢　龍骨二錢

為末腐盡新肌生摻之立効

赤珠散　治瘡瘍腐肉脱盡摻以此藥能長肉較珍珠

八寳丹効更倍之

血竭二錢　煅石羔三兩　陳灶土煅一兩　兒茶一兩　赤脂煅三兩

大蚌殼左顧青半枯去黑衣煅研細末一兩　上甘石三兩以川連一兩薑汁煅淬研細

冰片臨用加凡藥末五錢加冰片一分

為極細末如香灰色

珠珀散

淨乳香　淨沒藥　血竭　龍骨　血餘炭

樟丹　輕粉　兒茶　為細末和勻

大八寶丹　華田

珍珠七分　西珀一錢　乳香一錢　象皮一錢　生龍骨一錢

冰片少許　血竭二錢　淨乳香一錢　淨沒藥一錢

為末極細和勻

生肌藥丁沈啓白漏之後用此收口趙氏專科秘方陰

乾收用不可加減

珠子一錢　兒茶一錢　冰片三分　白斂五分　象牙一錢

生肌

龍骨一錢 輕粉五分 白芷五分 辰砂五分 花蕊石五分
血竭一錢 為末飯為條子陰乾
生肌散 華田 腐肉去盡
淨乳香二錢 淨沒藥二錢 熟石羔三錢 辰砂少許 研末
生肌散 腐肉已淨新肌未生
淨乳香二錢 淨沒藥二錢 龍骨一錢 兒茶一錢
血竭二錢 輕粉二錢 鉛粉一錢 冰片五分
為細細末和勻再共研勻
生肌十寶丹 生肌如神

珍珠二分　冰片二分　象皮炒五錢　鉛粉五分　白臘五錢
淨乳香五分　淨沒藥五分　輕粉四分　兒茶三分
研末無聲為度濃茶湯洗摻之一方有血竭五分

馮存仁生肌方

三仙丹五錢　淨乳香三錢　淨沒藥三錢　龍骨三錢
赤脂三錢　獐丹三錢　石羔尿浸一月

一方　金刃斷筋
白芸香末敷之

龍井散　生肌

龍井散　三仙升　和匀敷之

海浮石散

淨乳香　淨没药　為末和匀

銀雪膏　夏月瘡毒不收口

煆甘石三黄升淬再以童便淬　兩　數百年水龍骨兩　煆龍骨五錢

淨乳香五錢　川連五錢　淨没药五錢　宫粉兩　輕粉三錢

麝香五分　冰片二分　黄占三兩　白占兩

各為細末公猪油四兩熬油去渣入二占溶化略

冷入末攪匀

參珠散 名十三太保 生肌收口如神

金箔 三十張 西珀 一錢 邊瑙 二錢 淨乳香 二錢 輕粉 二錢

人參 三分 兒茶 一錢 珠子 二錢 象皮 二錢 杭粉 二錢

煆龍骨 一錢 淨沒藥 二錢 白芷 二錢 為末敷瘡口即收

大成散 沈啓白 一名波斯藏 治一切府瘡久不愈者

珠子 二錢 冰片 二錢 射香 一錢 乳香 一錢 輕粉 一錢 如痛參

辰砂 一錢 西黃 五分 熱甚加 飛黛 一錢 熱甚加 兒茶 一錢 淨沒藥 一錢

血竭 一錢 煆象牙 一錢 童便淬 毒甚加 枯礬 少許 癢甚加 大生凝 三个 瘀甚加

龍骨 少許 沿開加之 甘石 二錢 童便煆 腐甚加 龜頭 一个 或腳魚頭煆存性 腐龜頭加之

生肌

為末乾摻或人乳調搽以生肌膏蓋之

象珠散　不拘何患潰不收口

製爐甘石如絳雪法兩　赤石脂煅飛錢　煅龍骨飛四分　西珀末六分

煅珠末錢　飛辰砂五分　血竭二分　象皮焙末五分　乳石甘草湯製一伏時飛八分

研極細末每藥入冰片二分研勻敷之

斂肌散

大棗灰五分　冰片少許　血竭五分　研末和勻敷之

龍珠散　腐盡生肌

煅龍骨錢　淨乳香錢　煅赤石脂錢　掃盆錢　珠子八分

象皮研一錢 淨沒藥一錢 海螵蛸一錢 射香一分 血竭一錢
冰片三分 為末少許摻上膏蓋

辰砂散

三黃煅龍骨三次飛用大能生肌

華珍散 毒盡用此收口

海螵蛸三錢 沒藥三錢 淨乳香三錢 煅珠子五分 兒茶一錢
龍骨一錢 焙象皮一錢 血竭一錢 雄黃一錢 輕粉二分
為細末和勻敷之無力者不用珍珠亦可

巽土散

生肌

煅肉金　煅舊棉存性　為末摻之

素粉散

白臘　輕粉　為極細末

沈啓白雲秘長肌散

煅盤雞一只五　血竭五分　兒茶五分　冰片一分

為末吹入漏孔收口

紅參散

人參一分　手指甲煅五　紅絲棉煅三分　研細末摻之

斂肌散

刀傷不合口摻之

陳楊花為末

生肌靈丹

淨乳香一錢 煅龍骨一錢 人參三錢 輕粉五分 象皮一錢

嫩兒茶一錢 淨沒藥一錢 煅石脂一錢 冰片少許 血竭一錢

研細末和勻

生肌散 多骨脫肌肉生遲

潮腦三錢 龍骨三錢 輕粉五分 淨乳香一錢 血竭三錢

赤石脂五分 石羔五分 乾摻油紙蓋

長肌丹 先以烱管藥出管後用之生肌

生肌

珠子 分　水粉 錢　輕粉 錢　煅龍骨 錢　兒茶 錢

淨沒藥 錢　川柏 錢 浸湿　淨乳香 錢　炙内金 錢　血竭 錢

鳳凰衣 錢 焙　象皮 錢 沙炒

為末極細和勻或作條子

八寶球琳丹　腐盡生肌

人參 錢　淨沒藥 錢　血竭 錢　龍骨 錢　赤脂 錢

淨乳香 錢　輕粉 錢　陳白臈 錢　珠子 錢　冰片 錢

為末

生肌丹

血竭 錢　土貝 錢　龍骨 錢　淨乳香 六分　象皮 錢

蚌粉一錢　兒茶八分　石羔三錢　赤脂(飛)三錢　為末

立玄散

寒水石(煅)五錢　淨乳香二錢　龍骨二錢　絳丹二錢　爐甘石(煅)二錢

淨沒藥二錢　輕粉四錢　各為細末和勻

紅玉散

寒水石(煅)三錢　血竭二錢　淨沒藥三錢　兒茶一錢　陳升藥一錢

淨乳香四錢　如無寒水石以石羔代之

生肌散

紅升　血竭　淨乳香　淨沒藥　麝香　冰片(等分)

生肌

研細末和勻

生肌珠珀散　諸惡瘡結毒不收口

珠子五分　海巴一个　西珀五分　官粉一錢　淨乳香五分

水粉一錢　兒茶八分　冰片二分　為末摻上生肌

紅粉散　沈啓白　治腐爛瘡口紅色腐肉不淨

紅粉靈丹一錢（即三仙升加辰砂分量二味　朋砂一錢　礬朋煆枯五錢）　珠子一錢（豆腐製）

淨乳香一錢　淨沒藥一錢　兒茶一錢　為末摻患處

生肌八寶丹

兒茶一錢　淨沒藥一錢　生龍骨一錢　冰片五分　血竭一錢

淨乳香一錢　赤脂二錢　象皮一錢　為細末

生肌大八寶丹　治患久不收口　摻上即斂

人參一錢　西珀一錢　血竭五分　輕粉二錢　珠子一錢

煅龍骨一錢　淨乳香一錢　淨沒藥二錢　各研細末和勻再研

參珠大八寶丹　治

人參一錢　邊竭二錢　生龍骨化透二錢　淨乳香二錢　輕粉二錢

炙指甲五分　煅甘石二錢　冰片三分　淨沒藥二錢　西珀二錢

珠子一錢　各研細無聲為度再共研勻

八寶丹大

生肌

珍珠一錢　西黄二分　象皮切片炙五錢　西珀五錢　煅甘石三錢

生龍骨五錢　輕粉五錢　冰片二分

為末摻之生肌如神

生肌八寶丹

珠子　西黄　血餘　冰片　西珀　人參　血竭

象皮　净乳香　净没藥　兒茶　龍骨　輕粉

為末和匀

生肌八寶丹太山　生肌最妙

净乳香五錢　生龍骨五錢　冰片五分　象皮一錢　血竭一錢

淨沒藥二錢 赤脂三錢 為末和勻

小八寶丹

象皮 珠子 乳香 龍骨 冰片 沒藥 西珀

輕粉 血竭 韶粉 人參 兒茶

為末等分和勻

大八寶丹

雄黃一錢 辰砂一錢 乳香三錢 珠子一錢 西珀一錢

牛黃一錢 射香一錢 冰片少許 沒藥一錢

為末拔之毒已盡去射香

生肌

生肌八寶丹 魚

珠子 一錢　西珀 一錢　象皮 一錢　龍骨 一錢　血餘

兒茶　西黃 一錢　人參 一錢　乳香 一錢　沒藥 一錢

血竭　輕粉　冰片 一錢

八寶丹

珠子 五分　絲棉灰 五分　冰片 三分　血竭 二錢　寒水石 二錢

兒茶 二錢　西珀 一錢　乳香 二錢　龍骨 二錢　雄黃 一錢

為末摻之

外科八寶丹

珠子一分　象皮（煅丹炒）二錢　氷片一分　沒藥一錢　血竭二錢

赤脂五錢　西珀三錢

為末搽之久不收口加龍骨五分煅螵蛸五分水飛

八寶象皮散

象皮一兩　珠子二錢　氷片二錢　兒茶五錢　乳香五錢

沒藥五錢　血竭一兩　為末和勻

傷科八寶丹　打傷破碎外症收口

象皮（切晒）二兩　淨沒藥二兩　淨乳香二兩　血竭（另研）一兩　兒茶一兩

輕粉五錢　龍骨一兩　為末和勻

生肌

神効八寶丹

珠子四分 象皮牙炒一钱 乳香一钱 兒茶一钱 没药一钱

西珀一钱 血竭一钱 冰片二分

五寶散 治外癌去腐生新為速

人指甲一钱 紅棗去核逐个内藏指甲以長髮一钱紮之 薄荷一钱在瓦上炙至成團存性取出研極細末入

象皮一钱 射香一钱 冰片三分 研和酌用

西洋十寶丹

冰片一分二厘 射香一分二厘 辰砂一钱二分 兒茶一钱四分 乳香一钱二分

歸尾一两 雄黄五钱 子红花五钱 血竭一钱四分

為細末磁瓶貯

珠黃八寶丹

珠子一錢　象皮二錢　西黃五分　煅龍骨二錢　氷片三分

西珀一錢 灯芯同研　輕粉一錢　煅甘石二錢

珠珀八寶丹

淨乳香　淨沒藥　血竭　輕粉　龍骨　兒茶

血餘灰　韓丹各一錢　為細末和勻

十珍丹　生肌收口

參三七七分　輕粉八分　千年石灰一錢二分　淨乳香一錢二分　氷片一分

生肌

淨沒藥五分 白臈五分 血竭五分 降香末五分 象皮五分切片煅去油研

五寶散

煅人指甲二分 珠子二分 人足甲煅二分 血餘炭二分 冰片二分

研細乾摻

六神丹 應氏

瘡背已潰腐肉不脫用之蒸之發熱可治

不熱者難治

韶粉兩 辰砂三錢 雄黃三錢 沒藥三錢 輕粉三錢

淨乳香三錢

為細末以豬腰子切開摻藥在上貼之日易四五

次臨用加氷片六厘為末

王氏生肌散　刀斧吹傷跌打損傷摻之即收口

大黄八分　金丝木別一分　五倍子一分　川連八分　川柏一分炒黑

甘石一斤　　將大黄等用水十碗浸三日後入鍋熬

至三碗以棉濾之去渣存汁將甘石用瓦對合上下

用炭煅紅色為度傾入藥汁內少頃如有成塊白金

者取出再煅加後藥

牡蠣八分煅過見風酥者二分　血竭二分　輕粉二分　杭州胭脂四分

為細末磁瓶收之

生肌

如下疳諸毒不收口每药末五加冰片一分當门子一厘同研末掺之極靈

調元丹

剔下人足老皮煅末麻油調之湿者乾掺驢蹄皮亦可

平肌散　諸瘡久不斂

煅陀僧五　花蕊石五　白龍骨五　净乳香五　輕粉五

為细末和匀乾掺

生肌散四

煅石羔兩 飛緯丹錢 血竭五分 煅珠子錢 為末

大生肌散 諸瘡不收口

龍骨二錢 兒茶錢 血竭二錢 象牙屑錢 射香二分

珠子錢 綠豆粉錢 冰片三分 共為末摻之

收口散

淨乳香三錢 淨沒藥三錢 血竭三錢 珠子一分 兒茶三錢

冰片一分

冰石丹 生肌

煅石羔三錢 飛丹三錢 冰片一分 五仙黃靈丹錢

生肌

研細入冰靈丹研勻收

一方

山上白牛屎陳者為末摻二三次即好此屎經風霜

漂白者

收口散

煅龍骨一錢　兒茶一錢　滑石一錢　冰片五分　為末

象皮散

豬前蹄革煅兩　象皮煅一錢　為末以篩細和勻吹入瘡孔收口

斷鱉散

净乳香二两 净没药二两 螵蛸五钱水煮 煅赤脂七钱
熊胆五钱 冰片一钱 轻粉三钱 飞丹五钱
血竭三钱 琥珀 珠三钱 生龙骨五钱 射香一钱
各研细末和匀早晚上二次膏盖收口

真珠散刘 结毒生肌掺患处
珍珠一钱 青黛五分 轻粉一分 研末和匀

桃花散辛田
千年石灰八两大黄片一两五钱同炒候灰色变桃
花色研细掺之

生肌

金石散　生肌亦治廣瘡

煅石羔九錢　黄升丹一錢　為末和勻摻之

止痛定華田

醋煅磁石一兩　赤脂一兩　淨乳香四兩　淨沒藥四兩

為末摻之

諸瘡不收口

芸香二錢　輕粉二錢　為末摻之或猪油調塗

紅壁丹　生肌去腐去惡水

煅寒水石研一兩　黄丹五錢　為末摻之

斷筋復續方　刃傷斷筋

旋覆花根為末先以根汁瀝瘡口次以末封之數日其筋即續日三四次

生肌

曹氏平遠樓秘方卷四全

曹氏平遠樓秘方 卷四全

吳縣曹維坤 雲洲著
男毓秀春洲字賓甫參
孫元恒滄洲字智涵較

目

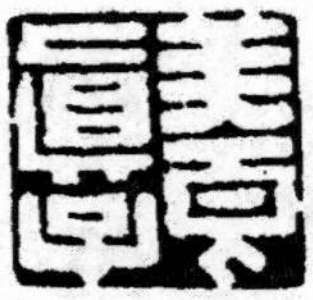

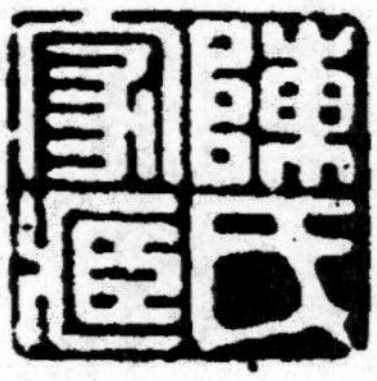

玉門

蘆薈丸 刘　陰蝕瘡

川連 刃　白雷丸 刃　土蘆薈 刃　青皮 刃　胡連 刃

廣木香 三　白蕪荑 刃　鶴虱草 刃　射香 少許

蒸餅為丸桐子大

冰𦬇散　陰内蝕

冰片 一分　淨乳香 三分　淨沒葯 三分　血竭 五分　甘艸 三

煆甘石 五分　為細末摻之

太無方

玉門

五棓　乳香

為末敷之或以此药温洗或只以五棓末敷之

陰挺下脱掺药

先以竹葉淡煮洗用五棓白礬少許乾掺立効

敷药

先以温水洗軟用五靈脂燒烟薰用萆麻子研爛塗

上收入即洗去

點桃散　陰瘡蝕甚三次即愈

舊紅褐燒灰一錢　樹上乾桃燒灰一錢　童便煆甘石二錢

研末臨用入氷片少許三次即愈

仙合散　交接血出不止

五倍子末敷之

方珠散刘　產後玉門碎燙火傷麻油調痦子丝瓜葉汁調之

活蚌四片益泥封固炭火煅烟盡去泥研細細末氷片少許為末和匀

保珍丹　陰戶爛

煅牡蠣二錢　滑石二錢　氷片三分　老蚌灰一錢　煅中白一錢

煅龍骨二錢　為末搽之

玉門

红蓮散　陰中冷

遠志二錢　生乾姜二錢　蓮房二錢　蛇床子一錢　五味一分

為末每用棉裹一錢納陰中热即効

翠英丹　陰癩脱出腫脹色红方

五倍末一分　飛黛三錢　冰片少許　各研末和匀麻油调

一方　治難産子宫脱下或并有肉線

五倍末敷之頭頂上用萆麻子肉打爛塗之俟收即

取下

完玉散　女人下疳

兒茶壹 血竭三 川連五分 冰片少許 文蛤麪炒色白涼定去殼

為末和勻入陰戶

一方

醋浸五倍焙乾再浸存性為末加冰片五厘苦丁茶

湯調敷即消

陰菌方

豬油同藜蘆末搗患處

陰挺洗方

川連一錢苍湯洗淨

玉门

陰蝕方　痒而發熱曾劳

先以刀落水猪肝切一長条插入戶過夜次日早取出如此二三次痒減虫盡用後搽药

煅陳蚌壳三钱　輕粉三钱　滑石三钱　煅龍骨一钱

冰片三分　兒茶三钱　煆中白三钱　枯礬一钱

麻油調搽陰戶

便毒

退毒丸

木猪苓 醋微炙 黄 三钱 山甲 蘸醋炙 生 為丸每三钱食後老酒下

大生丸 草田

穿山甲 金沙炒 分 雄黄 生 研末蜜丸辰砂為衣

消毒化瘀丸 刺 鱼口 便毒结腫小水澁滯

歸尾 生 角針 生 土貝 生 乳香 生 石决明 煅 分

大黄 二钱 红花 生 蘇木 生 姜蚕 生 連翹 生

牵牛 分 山甲 生 水泛丸辰砂為衣

一方
地榆四兩　土炒山甲三片研　忍冬藤一兩
水煎四服自消如已色紅起疼加生芪草白芷一錢

一方
炒黃五倍為末入百草霜等分醋調塗一日夜即消

牛黃救苦錠
辰砂一錢　牙皂一錢　冰片五分　麝香八分　雄黃五錢
牛黃三分　藤黃一錢　杜酥五分　為末打錠

消腫散　横痃未成全消

牙皂仝　藤黄一兩　為末醋調再加射香

化邪丸　啓白　便毒初起腫疼下疳梅瘡大小便秘

黄芩二錢　炒黑丑一兩　大黄酒拌炒二錢　飛滑石一兩

為末丸桐子大每五十丸白湯下

九靈丸　魚口便毒

生軍五錢　製殭蚕五錢　牛膝一錢　銀花一錢　歸鬚五錢

朴硝三錢　山甲一錢　白芷一錢　乳香一錢

五更時服三錢未潰即消

便毒

坐板瘡

珍珠散

煅蚌殼灰研細末冰片少許搽上一二次

一方

川椒　蜂房　松香　蛇床　大風子肉　苦參

輕粉少許　枯礬　雄黄　為末香油調溼者乾搽

一方

飛麪兩　文蛤兩　焙乾為末

一方

乾西瓜皮兩　兒茶兩　為末

善應膏

上研藥貼之

痔

一方
西洋薄荷油搨痔極靈

仙合散 蘭 亦治產後脱肛

水洗
五棓末麻油調或加氷片少許或以醋調先以[illegible]米

收痔散 華田 痔腫痛
大五棓一枚入荔支草陰乾填滿濕草紙包煨焦時
取出俟冷去紙研細每一錢加氷片少許原方輕粉

三錢今去之

一方

通州眼藥塗之

雌雄散 一切痔漏

木別尖者五枚圓者五枚為細末作七丸碗覆濕處勿令乾每以一丸唾化貼之其痛即止一夜一丸即消

痔漏升藥

川五棓一斤 水銀兩 綠礬兩 用傾銀罐子二只

合藥在內用黃泥封固入炭火升三炷香為度候

冷開看五色者佳再加辰砂冰片共為細末用

鱉頭散 苹田

大鱉頭一斤 番木別二斤切燒 熊膽三分 冰片五分

冰片田螺水調敷加上麝三分木別一斤名綺痌丹

一方

水眼药三分 安化茶三分 打爛塗瘡俟自落永不發

徐雲胎痔漏樣药

蚕繭衣炙焦三錢 炙螻蛄三錢 青黛三錢 冰片三分

各為末和勻內痔田螺水調塗肛門口指推入如漏深

痔

用桃花紙將藥同糯米漿水打成線合線插入管內一日一換

去痔藥線

芫花根入土者不拘多少洗淨向臼打爛微添水少許絞汁貯銅器內慢火同絲線煎膏俟成將藥取起繫痔再以膏點痔俟落以紙沾膏入痔內永絕其根

龍射丸 洗歷白 治臟頭收入內有疼痛以此塞入穀道內三四夜止疼收功內痔腫疼亦佳

竹黃 牛黃 淨乳香 輕粉 蜒蚰 淨沒藥

冰片 薄荷

各為末蜒蚰打爛為錠棗核大每研冰片為衣臥時塞一丸入穀道內七夜為止除根不發

牛膽膏

冰片二分 熊胆二分 田螺肉一兩 橄欖灰五分 蝸牛一兩 朴硝二分

先將蝸牛螺肉打爛後入藥末浸一夜水調塗上之無不斷根

痔漏方

硫黃七分 雄黃三分 辰砂五分 水銀一兩 青鉛七分溶入水銀

如升法升之升成研細末其色黑

護痔膏 用此藥圍護四邊好肉方上枯痔散

白芨三錢 石羔三錢 川連三錢 冰片三分 射香三分

為末雞子白調膏塗好肉上俾不致枯痔散傷及好肉

枯痔散 愈痔神方

紅砒舊瓦上煆白烟將盡取淨末一錢 枯礬二錢 煆烏梅三錢

研極細末用时以口津蘸藥於痔身痔頭上搓撚

一日二次初敷不腫五六日出臭水盡痔自乾枯

輕者七八日愈重者半月

生肌散　痔瘡生肌

製甘石一錢　兒茶三分　净沒藥三分　水粉三分　血竭三分

埽盆三分　净乳香三分　珠子五分　龍骨末五分　西珀五分

炒象皮五分　為末

枯痔方　胡

明凡一錢　白砒一錢　同煆候紅烟盡取出

石羔　月石　韓丹　冰片　為末麻油調塗

一方

明凡四兩　信石二錢　辰砂一錢　研極細先入信次

痔

明礬煆候烟盡用礬研細入砂少許以唾調稀塗痔上三次一日候兩三日後水盡減礬加砂

一元散

蟯螂一个陰乾入冰片少許為末紙撚蘸末入孔內漸漸生肉藥自退出自愈

脱肛

收肛散　脱肛諸葯不効用此散

防風二　升麻二　煎湯調搽之即收上

一方

熟地五　烏梅三　為末

一方

五倍子煎湯洗去脂末少許芭蕉葉上搽之漸漸托入

元英散　簡明　久患瀉痢致此者多

先以五倍子末五朴硝二荆芥二井水煎熏洗再以

五倍末敷上頻托之或以麻油調之

龍子散 敷脱肛小兒大腸虚者

龍骨三錢 没石子三錢 粟殼蜜炙三錢 赤脂三錢 煨訶子去核三錢

為末米飲調食前服一半麻油調塗之

一方簡明 提氣散敷脱肛

橡斗子燒存性為末摻之托之

二靈散簡明 久利瀉腸胃虚脱肛

燒龍骨五錢 燒木賊三錢 為末摻托之

元圭丹 諸仁菴

敗鳖頭　五倍　氷片　文蛤　爲末麻油調肛頭日兩換

木別散　肛门腫痛

木鳖末醋調塗

脱肛方

五棓兩　百草霜兩　爲末醋熬膏敷之即入

一方

萆麻子打爛貼頭頂上其肛自收俟收即去药

一方

先以荆芥香附五棓蛇床苗湯洗之後以　赤脂鳖

頭炭為末放芭蕉葉上托入

一方　大腸虛冷肛墜不收

煅蝸牛丹為末豬脂調敷立縮上桑樹上者更妙

松心方

煅蜣螂入冰片少許搽上托入

繆松心洗方　云極靈

草麻葉煎湯洗并坐湯中久更妙或用木剮肉四五枚打如泥入木盆中滾湯沖熏洗之指乾方用末少許搽患處

一方
白凡　五棓　爲末吹鼻打嚏二三次即收
一方　或因便秘用力而脱肛寸許
先以葯水洗後以田螺鮮者去壳打爛塗之半刻即
收工

脱肛

肛癰

坎宮錠　治肛癰腫痛初起以此藥摩塗之即消

見錠子藥門

肛漏方

先以銀絲探入孔內通則自肛門而出或一日二日而通或探之三四日半月一月而通一頭在肛內一頭在肛外探入之銀絲頭如一粒桃尾如引線屁股穿絲在下先從瘡口探入再以銀絲作圈自肛門探之俟圈套住前銀絲桃頭即將圈引出桃頭銀絲并將線帶

出將線穿肛內外瘡口扎紧住日〻收之俟露用生肌
藥掺之朱庄潘滄溪以此擅利

藥線方

熟絲釘在板上取大蜘蛛一个將腹絲套在釘之兩
頭俟盡再取别个再套然後合線用之

肛漏掛露生肌散 刘五峯

飛龍骨 錢 陳石灰 錢 兒茶 錢 象皮 分 松香 分

為末

潘滄溪挂線法藥線方

先以織花線一剪啟兩頭用釘〻在板上取大蜘蛛一个鉗住將絲套在花線上俟完再取一个照舊然後將線合好再以芫花壁錢煎濃汁同藍線晒乾候用

銀絲式

先以銀絲探入肛漏内順灣從肛門而出即將線縛在銀絲孔内取出打結墜一文錢漸〻而落

閉管方丸

華田

胡連兩　炒槐米兩　石決明兩（鹽水煅）　象牙屑五兩　蚕繭末（炙）廿个

肛癰

共爲末煉蜜丸桐子大每早或卧时服下

寒石散 高尚志

寒水石末 蚯蚓一百条

將蚯蚓入石末拌加陰乾研末晒乾再研入冰片搽塗之

拔管散 有人生肛漏十餘年用此而愈

土蛆々一名水老鼠在水泥田中如蛐蟮收放陰陽瓦

上炙爲末加冰片為末放瘡口外以膏蓋

一方

紅棗去核將人指甲入肉頭髮紮好燒灰色黑存性

研末入管内以膏蓋之

拔管方

淨乳香一錢　氷片六分　射香三分　阿魏八分　腰黄一錢

淨沒藥一錢　硃砂三分　三仙六分　飯和條

肛瘻

肛梅

肛梅八寶丹 即濕八寶丹

紅升藥三錢 爐甘石飛七錢 為極細末和勻黄
連膏調塗之極靈搽時初次覺疼以後即不疼

肛梅膏

大蜈蚣廿條 松香十兩 青黑布三尺
捲緊扎緊傳浸入麻油二斤浸七日燒濾清油候冷塗之

四靈丹 蜀人

射香一分 雄黄五分 埽盆三錢 陀僧飛 丹

湿者乾搽乾者黃連膏調

猴疳

猴疳六寶丹 華田 專治猴疳脫皮者

飛滑石 二錢 炒山甲 一錢 冰片 四分 飛黛 一錢 五倍 七錢

赤 脂 二錢 白膽 一錢 生石羔 二錢

為細末麻油調或加翠鳳十之三

一方

黃獨子末塗

一方 蒴人

三黃 柳 甘石 鷄蛋油調

一方

吊毒散　猴疳散　洛陽散

五寶丹 德泰

石羔五錢　生草五錢　川柏五錢　飛黛五錢　飛滑石五錢

爲末

八寶丹

西黃二分　血珀二分　珠子一錢　兒茶一錢　馬勃八分

乳石一錢五分　辰砂一錢　煅中白五錢

爲末和勻

小兒七寶丹 莘田

西黄七厘 西珀五分 飛辰砂二分 川貝一錢 珠子三分

煅中白五分 滴乳石五厘 為末每服二分

湘洲方 搽之極靈

土大黄切片晒乾二兩 川連三錢 川柏七錢 冬笋土研極細一兩

熬膏後調入猪油八兩熬油去衣膜再熬三味去

渣再入冬笋土攪匀

白石散膏

人中白一錢 兒茶三錢 冰片五分 飛黛一錢半

川連汁煅甘石一兩 為末和匀

猴疳

冰觧膏 袁印文 猴疳腐或脫皮無不神効

五棓子研爲細末麻油調塗亦治胎癩

秘方

鰻鱺灰研細麻油調塗忌魚腥發物禁熱浴此方用之不過五日可以全愈

青蓮散

石羔 川柏 飛黛 五棓 川連 氷片

爲末香油調塗

猴疳散 刘

鰻鱺灰一錢 冰片一厘 川連一錢 甘草三分 淨乳香五分

淨沒藥五分 西黃四厘 兒茶一錢 三黃煅中白五錢 飛黛一錢

飛辰砂一錢 為末麻油調

應用猴疳散 效

煅甘石五錢 辰砂飛一錢 淨乳香一錢 冰片四分 兒茶一錢

煅青果核一錢 淨沒藥一錢 輕粉一錢 飛黛一錢 血竭一錢

為末

靈石散

五棓三錢 煎濃湯調沒石子末一錢塗之

猴疳

袁方

文蛤三錢薑汁入煅白螺螄殼末胆礬末一錢冰片少許

鶴膝風

青花散

水红花打两　薏打两　冲和散两　草乌两　白芥子生

異類有情丸

見附骨流痰门

一方

皂荚去子二钱　皮硝两　五倍两　為末

異地至寶丹

浄乳香钱　浄没药钱　地骨皮三钱　無名異煅生

射香一分

各為末用車前子草汁入陳酒少許調患處

臁瘡

馬寶丹

馬勃粉一两先以馬勃煮湯洗淨以末糝之

黑丑散

舊爛牛皮掌子取下切碎瓦上煅存性為末麻油調

白壁丹　臁瘡不乾

白善土煅研末生油調塗

玉麟丹　臁瘡爛腐

醋煅七次上甘石研細細末麻油調日换即愈

白玉丹

滑石一兩　生甘石一兩　萆薢一兩　白斂五錢　為末乾摻

出犀膏

鮮豬油去膜三錢打爛加入三黃煉上甘石九錢或買眼藥甘石粉九錢赤妙樟冰研細末一錢再用豬油打勻和攤在油紙內貼臁瘡極靈

一方

灶內黃土年久者研細末川柏黃丹赤石脂輕粉等分為末清油調入紅絹內貼之勿動數日愈雖痒忍之

珊瑚散膏

煅龍骨三錢　赤脂三錢　楝芸三錢　血竭三錢

為末用香油一兩入血餘一小團熬枯去渣入黃

占一兩芸香溶化離火再入藥末攪

八仙膏　臁瘡

松香兩　血竭三錢　樟冰三錢　冰片三分　赤脂三錢

輕粉三錢　麝香三分　銅綠八厘

為末和勻桐油調攤貼

臁瘡夾膏 陸　貼此四圍麪糊粘住三日一換膏

臁瘡

炒緑丹 兒茶 雄黄 炒五倍 輕粉 淨没药

血竭 杭凡少許 銀硃 先以葱糖湯洗

青陝夾膏 為末小青油調濕者乾掺

煅甘石一兩 白斂三錢 甘草五錢 飛上黛一兩 白占三錢

冰片一分

萃英散

煅甘石七錢 血竭三錢 為末

濕風瘡

一方

陳蠶豆殼晒乾為末麻油調

一方 刘

川柏三錢 滑石三錢 生石羔七分 青黛五分 寒水石三分

冰片一分 為末乳搽乾用麻油調

血風散 血風臁腿

烟羔一兩 紅土一兩 水龍骨二兩 為末桐油調敷間日一換

石粉散 或作夾紙膏

製甘石一兩　白芷五錢　白蘞三錢　甘草五錢　輕粉三錢
為末熟麻油調

紅霞散　兩足腫紅脹出水
黃連膏調太清散攤油紙上貼之

四應膏
大黃五兩　石羔五兩　黃占五兩　桐油四兩
先將桐油黃占化盡熬熟再入石羔大黃慢慢攪
又攪勻冷一日其膏成

紫黃膏刘　治血風膏

紫甘蔗皮煅分 雄黄一钱 蛇蜕二钱 烟羔一钱 陀僧二钱

鉛丹一钱 為末菜油调塗棉紙貼

溼風瘡

流火

流火散

番別為末水調塗一日五七次疼止紅退二三日愈

元黃散

流火陰陽水調

生大黃五　朴硝五　為末和勻

鮑濟川方

煅寒水石兩　生軍兩　蘿卜汁蜜調塗

一方

研末麻油調

煅陳明瓦兩　煅甘石五錢　冰片一分

一方

木蓮蓬藤葉煎湯熏洗後以豆腐渣敷三日愈

三白散　流火之病

石羔兩　寒水石兩　滑石兩

柏葉散 華田　治流火

側柏葉錢　川柏錢　赤豆三錢　蚯蚓泥錢　大黃錢

埽盆三錢　為末鮮柏葉汁調

脚氣

顧雅堂方 蜀人 治虛脚氣

大熟地 蒸々通三斤

一方 脚氣入腹脹喘息痛減

靈仙末二錢酒下

一方 穆松心

貝齒治脚氣極驗予曾用之

一方 治脚氣腫疼

木瓜末酒調

脚氣

一方 沈

香樟木切片煎濃洗之為末亦可敷

一方 百一選方 脚氣上攻流注四肢

甘遂末水調敷患處再以濃煎甘草湯服之其腫即消二物相反兩人各取一物相和則不靈

杉木節飲 脚氣寒熱兩脛腫大心煩體疼欲死

杉木節 罗 大腹皮 洗 橘葉 四十片 檳榔片 七个

右切片順流水三升煎一升分三服一日服完如大便通利黄水其病除根未愈過數日再服一劑

病愈為度

一方　乾脚氣兩足疼而不紅腫者

大田螺打爛入冰片少許塗脚踝骨上

一方　藻庭

紅新山查去核打爛塗足心扎紧好

脚氣

腳風 附 折裂

一方　腳縫出水

絳丹　花蕊石　爲末和勻搽之

腳風散 華田　收濕止癢

絳丹分　白芷分　蒼朮分　爲末

金陀散 刘　爛腳丫 見散門

青山散　爛腳丫麻油調

山豆根分　青蒿根分　蓬蒿根分　炙存性

集簡方　腳趾濕爛

腳風

煅石羔半　滑石刃　枯礬少許　研末搽之

方珠散　見下痛门

一方　薏莊　腳拆以下拆裂

麻油熬沸入血餘蛇殼當歸白占以柏濾清

又方　同上

象皮刃　亂髮刃　猪油一斤　蛇殼刃

水熬髮烊去渣下黃占四兩收

一方

清油五錢慢火熬數沸入黃占三錢再入光粉五梧

末少許熬黄紫先洗瘡火烘乾即以此藥敷上紙貼痛去止入水亦不疼光粉不可多

一方　脚縫指縫濕爛

鵝掌皮煅灰為末濕則摻之

二靈散　手足皸裂痛甚

五倍末同牛骨髓調貯磁器埋地中七日取出填縫中

脚風

漏蹄風

三仙膏 刘

松香末 两　猪油 去衣 两　連鬚葱頭 廿个　打和匀

黃龍散

净乳香　川柏　水龍骨　陳石灰

麻黃根　净没药

為末擦之先用夾紙膏收毒水

漏蹄風

雞眼

一方　北蘇子四粒打碎上患處膏貼

一方　硇梅　蛇殼貼〻半月即脫或為末膏蓋

一方　天　先去雞眼用蜈蚣頭生晒研末搽之膏蓋三次即愈

一方　蕎麪工　大葧薺一个

共打爛雞眼大小貼之一日夜連根拔出

一方

荸薺一个 吳公半条 蕎麪三分 共打爛貼次日即脫

一方

荸薺去皮芽打一个 雄黃些 蕎麪丹 吳公一条 研末先刮下

張氏方

河豚目拌輕粉貼器埋土中化水拔雞眼脫根

一方

荸薺切半个貼患處次晚再貼五六夜連根拔出或

挑破用生葧薺擦擦除根

一方

無食子三个　皂角一条　燒令烟盡研末醋研另皂角濃汁合前末塗之

雞眼

牛程蹇

凡足跟底牛程蹇已潰出膿完口有老堅在底行步艱難嵌痛

海螵蛸乳搽々每日搽三次漸將挑去其根即愈

腦堅散 牛程蹇去老皮以此敷之

草烏另 鳳仙根另 爲末和勻元酒塗之

牛角散

牛角尖燒灰 水龍骨 松香 輕粉各等分 牛骨髓調

牛程蹇

扁担堅

任重丹 韻眉

焙五棓 刃 炒東丹 刃

為末以師細和勻醋調塗患處

瘡疽

黑虎丹　謝長興

蜈蚣焙十條　蜘蛛五个　杭粉一錢　百草霜三錢　射香五分

文蛤一錢　冰片一錢　雄精三錢　炒全蝎七个　蟬衣三錢

壁虎焙十條　為末摻之　實云杭粉可去

潘資一黑虎丹

辰砂三錢　銀硃五分　腰黃五分　輕粉五分　百草霜五分

梅片五分　射香五分　水銀一錢　青鉛五分

炒紅為末和勻

瘡疽

徐雲屏黑虎丹　治大瘍摻瘡內

蛇殼一條　鍋內炒枯研末加冰片少許

黑虎丹刘　實云修合此方亦可

公丁香五分　炙山甲五分　冰片二分五厘　西黃二分五厘

母丁香五分　姜蚕五分　射香二分五厘　蜘蛛七个

吳公五條　全蝎七分五厘　磁石七分五厘　蟬衣二分半

為細末和勻摻之

八將散

淨乳香三錢　雄黃三錢　射香一錢　烘蟬衣七个　冰片七分

净没药二钱 炙淡全蝎七个 沙炒山甲七片 炙吴公七条 焙文蛤五钱 蟰七个

為細末和匀疔不可用

劉八將散 提大瘍之毒去腐

大壁虎晒十条 吴公十条 當門子五分 炒山甲十片 冰片三分半

飛雄黄一钱 焙蟬衣五钱 文蛤十个 香研細和匀

八將散 一切癰疽不起疔毒不透腐不脫

吴公炙七条 冰片三分 焙五倍二钱 蟬衣去足七个

西黄三分 射香三分 浚全蝎炙七个 炒山甲七片

為末和匀如香灰色加冰射研匀

癰疽

龍馬丹 馬雨泉發背一日一換

海馬炙黃一對 沙炒山甲三錢 辰砂一錢 雄黃原用三錢一錢 冰片少許

射香少許 輕粉少許

九英丹 蒸 大瘡已潰掺之膏蓋未潰以藥掺之膏蓋即消散

露蜂房焙研 蟬衣晒研 辰砂 壁虎晒研 冰片

五倍子研 製蠶焙 蛇殼焙研 雄黃 射香

山甲炙脆 吳公 為末和勻再研

九仙化毒丹 治流注流痰陰疽

雄黃四錢 射香一分 阿魏一錢 杜酥八分 草烏一錢

藤黃四錢　麻黃一錢　安桂八分　川烏一錢　南星生一錢

銀硃一錢　吴公二条　生半夏一錢

為細末摻膏上貼腫毒即消

青霞散　癰疽潰爛膿多不斂先用豬蹄湯洗過以此敷之極效

此方專治潰瘍因血熱肉腐化膿故用青黛涼血解毒止腐為君乳沒活血止疼消腫為臣寒水石之寒佐青黛以涼血肉使不腐枯礬之收澁排膿追毒龍骨螵蛸收濕止膿汁之多而不燥粉霜之

拔膿白斂之斂瘡冰片之透肌以為佐使諸葯多燥又假杏仁之油以潤之此製方之意也

飛青黛二錢 淨沒葯一錢 龍骨一錢 海螵蛸一錢

白斂一錢 白杏仁二錢 枯凡一錢 淨乳香一錢

寒水石一錢 冰片三分 紅粉霜一錢

各研細末和勻有死肉加入白丁香五分爛加銅綠錢半

龍尾散 癧疽腫毒

四脚蛇尾為末水調患處即消但不可入口入口則

人昏不省人事

鎔毒散 一切惡症未成可消已成化腐拔毒尤妙

鬱金二钱 雄黄二钱 杜酥五分 冰片五分 草麻肉二钱

射香五分 牛黄五分 番硇五分 藤黄二钱 巴豆肉去油一分

為末摻患處頂上膏盖

一粒金丹 一切腫毒未成即消已成即咬頭追毒

吳公去頭足炙黃十条 冰片五分 杜酥炙二钱 斑毛去頭足焙三十个

射香五分 月石五分 全蝎炙三十个

共為末用麻油一兩煎滚入藥為丸綠豆大每用

癰疽

一九膏盖之

醫方彙存不分卷

〔清〕湯崇伊增訂
清光緒四年（一八七八）抄本

醫方彙存不分卷

本書爲中醫方書類著作。湯崇伊，字聘石，號悟因老人。他因久病而留心於醫藥，又懷慈濟之心，故在泛覽醫書及古今筆記時，將少見的醫方輯録成書，以求自利及利他。本書收録了内外、婦兒等科疾病以及雜病、急證之驗方九十五首。書中録方皆爲精簡實用者，除民間單方外，皆淵源有自，可稱『傳信』。書中所引文史書籍有《香祖筆記》《雲烟過眼録》《玉壺清話》《一斑録》《居易録》《續夷堅志》《蘆浦筆記》《水曹清暇録》《閲微草堂筆記》《暗室燈》《竹葉亭雜記》。

悟因老人增訂

醫方彙存

醫方彙存目錄

接骨
針入腹
耳暴聾
金瘡傷
惡瘡腫毒初起
食蠏過多患痢
嗽
水腫

疫腫頭面
溺水及金屑
觀書少目力
喉痺乳鵝
骨鯁穀芒
病眼生赤障
又
足疾

腎虛腰痛

患淋

眼障

痘毒上攻內障

卒然中暑氣閉

痔

中蕈毒

中草毒

食生冷心脾痛

喉閉

痘瘡色黑倒靨唇口 水冷

痢

痞積

血崩

偏頭痛

腹氣

瘡傷
痔
生痱
目疾
牙痛
固齒仙方
小兒脫肛不收
接骨仙方

痞積
瘧疾
疝氣
目腫
揩牙方
物入肺管
產婦胞衣不下
祛邪靈藥

無子

癃疾

病溺不下

足疾

砒毒

洗眼神方

小兒吞鐵物方

痰迷譫語

疝氣

頭風而吐瀉

癬翳及赤眼

小兒急驚

疝

被毆傷風方

喉鵝

積受潮濕四肢不仁

止血補傷

右計九十五方

醫方彙存增訂序

昔宋蘇文忠公曰人之至樂莫若身無病而無憂我則無是二者矣然人之有是二者接於予前則予安得全其樂乎故所至當蓄善藥有求者則與之又曰病者得藥吾為体輕又清渠章

鉅記方藥曰藥取易求方皆簡易附入叢談之後亦利濟同人之意也遠閱舊唐孟詵傳亦係身養性者常須善言莫離口善藥莫離手竊取其意亦尔大矣哉仁言利溥皆可與天地好生之德

佛氏愛物之慈亘千古而不磨矣僕也窮年善病學淺才疎道未於岐黃家言精研焉而求其一得且家境素寒力不足購藥以供人索取即有一二贈人之品亦不過痧藥藥茶與玉真散等而已（玉真散傷藥名）安有良藥若干味或置籠中或

安尉內以應夫予取予求者哉是以負疴四十餘稔抱慚既甚而漸恨亦深然於胸鬲之間常往来焉而旦暮不敢忘故凡遇古今筆記中經驗之方医書所或未登載医家所或未涉獵者一經寓目靡不抄而藏之亦以爲自利利他之

想倘亦先嚴之所心許也夫爰命孫兒玉如錄成一册而序其緣起如此時在

舊曆戊寅小春月上澣東吴悟因老人湯崇伊

聘石氏識

醫方彙鈔

難產

見香祖筆記據云見露書云异僧所傳

用杏仁一枚去皮一邊書日字一邊書月字用蜂蜜黏住外用蠟蜜為丸白滾水或酒吞下殊效

水蠱又

以乾絲瓜一枚去皮剪碎入巴豆十四粒同炒以巴豆黃色為度去巴豆用絲瓜炒陳倉米如絲瓜之多少候米黃色去絲瓜研之為末和清水為丸如桐子大每服百丸皆愈

宗言巴豆逐水絲瓜象人脉絡去而不用藉其氣以引之也未損胃氣也

噎食又

飲鵝血可療

北方撫云昔有老僧病噎食蒜終謂其徒曰我不幸罹斯疾胸膈間必有物為祟殁以剖視乃可入驗其徒如教得一骨取置經案久之有兵帥借寓一日從者殺鵝其喉未斷偶

見此骨取以挑刺鵝血濺骨骨立消後其徒
亦病噎食因前事悟鵝血數飲之遂愈因廣
其傳以方傳人無弗愈者

中風 又

荊芥穗為末以酒調下三錢立愈

走馬疳 又

用瓦壟子（比柑子差小未經鹽醬者）用連肉火煅存性置冷地用盞蓋覆候冷取出碾為末滲患處又一方

馬蹄燒灰入鹽少許滲患處

惡瘡又

取冬瓜一枚中截之先以一頭合瘡候瓜熱削

去再合熱減乃已又一方用蒜泥作餅瘡上炙
不痛炙痛者炙不痛者即止

小兒耳後瘡又

小兒耳後生瘡腎疳也地骨皮一味爲末粗者
熱湯洗之細者香油调搽

血崩又以下十方見金陵瑣事

當歸一兩荊芥一兩酒一鍾煎服立止

痢又

當歸末阿魏丸之白滚湯送下立愈

此方按云昔有商人病痢危甚太學生倪某用當歸末阿魏丸之白滚湯送下三服而愈

又方　又

黄花地丁搗取自然汁一酒盞加蜂蜜少許服之神效

濕痰腫痛不能行　又

用豨薟草水　紅花蘿蔔英白金鳳花水龍骨花

檳榔條蒼朮金銀花甘草以上十味煎水蒸患

處水稍溫即洗之

疝氣　又

烏葯六錢天门冬五錢白水煎服神效

小便不通　又

芒硝一錢研細以龍眼肉包之細嚼嚥下立愈

瘤

用竹刺將瘤頂稍稍撥開由皮勿令見血細研銅綠少許放擦開安以膏藥貼之

接骨

土鱉用新瓦焙乾半兩錢醋淬七次自然銅乳香没藥菜子仁各等分為细末每服一分半酒調下上体傷食後服下体傷空心服

痄腫頭面又

金銀花二兩濃煎服之腫立消

針入腹

櫟炭末三錢井水調服即下又方以磁石置肛門外引下

溺水及金屑又以下十二方按亦見養病漫筆

用鴨血灌之即蘇

耳暴聾 又

用全蝎去毒為末酒調滴耳中闻水聲即愈

觀書少目力 又

枸杞子榨油點灯能益之

金瘡傷 又

獨殼大栗研乾末敷之立愈

喉痺乳鵝 又

用蟆蝦摸衣鳳尾草擂細入鹽霜梅肉煑酒各少許調和再研細布絞汁以鵝毛刷患処吐痰即消

惡瘡腫毒初起 又

當歸黃蘗皮羌活為細末生鷺鷥藤搗汁調瘡之四圍自然收毒聚作小頭即破切不可併瘡頭傅之

骨鯁穀芒 又

骨鯁用犬涎穀芒用鵝涎灌之即愈

食蟹過多患痢

用新采藕節研細熱酒調服

此方傳云宋孝宗食蟹過多患痢有嚴防禦者傳授之果愈

病眼生赤障

白螺一枚去掩以黄連末糁之置露中一宿曉
取肉化為水滴目則障自消

治嗽

香櫞去核薄切作細片以清酒同研入砂罐内
煑令熟爛自黄昏至五更為度用蜜拌匀當睡

中嗅起用匙挑服甚效

又

用向南桑桑條一束每條寸折納鍋中用水五碗煎至一碗即飲之

以上兩方按云皆經驗過神效無比

水腫

用田螺大蒜車前艸和研爲膏作大餅覆臍上
水從便出即愈

足疾 此方傳云見楓窓小牘

威靈仙牛膝二味爲末蜜丸空心服神效

腎虛腰痛又以下三方授云見將官紀淵

杜仲酒浸透炙乾擣羅為末無灰酒調下

食生冷心脾痛又

用陳茱萸五六十粒水一大盞煎取汁去滓入

平胃散三錢再煎熱服

患淋又

日食白東瓜三大甌可愈

喉閉又

用鴨嘴膽礬研細以釅醋調灌之

此症按云用帳帶散惟白礬一味或不盡驗

南浦有老醫教以用鴨嘴等爲有鈴下一半

兵妻患此垂殆矣法用之藥甫下咽即大吐
去膠痰數升立差

眼障又

用熊膽少許以淨水略調先去筋膜塵土用冰
一二片癢則加生姜粉些少時以銀筋點之奇
驗赤眼亦可用

痘瘡色黑倒靨唇口冰冷
用狗蠅七枚擂碎和醅酒少許調服移時即紅
潤如舊
痘毒上攻内障
用蛇蜕一具淨洗焙燥再用天花粉等分細末

之取羊肝開入药末内麻皮縛定泔水煮熟切食之旬日即愈

痢

以乳煎蓽茇服之立差

此方授云昔唐文皇病痢諸醫不效吾長史張寶藏進此方立見功效

卒然中暑氣閉又此方按云見避暑錄

取大蒜一握道上熱土雜研爛以新水和之濾

去滓灌之即蘇

痞積又

用大華麻去殼一百五十箇槐枝七寸香油半

斤二味同入油内浸三晝夜熬至焦去渣入飛丹四兩成膏再入井中浸三日夜取出先以皮硝水患處貼之

痔

便後以甘草湯盪洗過用五倍子荔枝草二

味以砂鍋煎水盪洗荔枝艸一名癩蝦蟆艸四季皆有之面青背白麻紋壘〻奇臭者是

血崩

用豬鬃艸四兩童便清酒各一鍾煎一鍾溫服

豬鬃艸為前艸而叶圓淨洗用之

中蕈毒

取鴛鴦草啖之可愈

此方按云天平山僧得蕈一叢煮食之大吐内三人啖鴛鴦艸遂愈二人不噉竟死鴛鴦艸藤蔓而生黄白花对開治癰疽毒尤妙或服或傳皆可盡沈存中良方所載金銀花也又曰老翁鬚本艸名忍冬先方伯贈尚書府君羣芳譜云一鷺鷥艸又名金釵膏

偏頭痛又

新蘿蔔取自然汁入生龍腦少許調勻昂頭滴入鼻竅左痛則灌右鼻右即反之

中菌毒此方援云出陶隱居本艸注

掘地以冷水攪之令濁少頃取飲謂之地漿可

療諸菌毒

此症按云昔有门人之父叔少讀書山中一日得佳菌烹而食之皆死于常与人言以為戒又楓樹菌毒則笑不可止

腋氣見分甘餘話

熱蒸餅一枚擘作兩片糝密陀僧一錢許急挾

之腋下少腄片時俟冷棄之

瘡瘍　又

立秋日未出採楸葉熬膏數之立差

痞積　又

皮硝入鷄腹中煑食痞即可消

痔 又

用稀熬燒酒七斤南芥荊穗四兩槐豆五錢搗爛煎沸五次空心任意服必效

瘧疾見庸閒齋筆記

燕窩三錢冰糖三錢先一日燉起至次日瘧作

之前一箇時辰加生薑三片滚三次將薑取出
服之倘胃不能納即止啜其湯亦可一劑不愈
則再至三劑無不愈矣

此方援亡試人屢驗尤宜於老人及久瘧不
痊者

生瀞又

以蚌粉等撲之無效惟以隔夜之熱湯水滌之即痊

疝氣

用薏苡仁以東間壁土炒黃色然後水煮爛入砂盆研成膏每用無灰酒調下二錢即消

目疾見浪跡叢譚

凡目疾初起用潔淨開水以潔淨茶杯盛之用潔淨元色綢布乘熱淋洗後水混濁換水再洗及洗至水清無垢方止如此数次即愈水內並不用葯故曰天然水也

目膧又

余偶患目膧童石塘郡丞濂見之曰何不用葯水洗之余曰我每日早起必用洗面盆中熱水潑眼至一二百下又常用桑葉煎湯洗之仍有此患何也石塘曰桑葉水須加皮硝一同濃煎

洗之方有效如法果愈因憶余向來洗眼方中獨少皮硝一味適閱良方集錄中乃知皮硝六錢揀淨桑白皮二兩洗淨生者更佳二味本係洗眼仙方法用二葯入新罐中河水煎透傾出澄清溫涼洗之少傾又洗每月止洗一日須自早至晚洗十餘

次洗期以正月初五二月初二三月初四三四
月初九五月初五六月初四七月初三八月初
十九月十二十月十二十一月初四十二月初
四每清晨起齋戒焚香向東洗之一年患輕者
已可見效老年患重者三十六个月定能復明

如初此係先明言日不可錯誤按此方曾經[入翁]覃溪師面授日期相同云係得之異人所傳洗之已四十年時吾師己年逾八十自云中年嘗倣文待詔故事每歲元旦用瓜子仁書坡公金殿當頭紫閣重絕句一首六句後又以胡麻十粒黏于紅紙上每粒作天下太平四字至戊寅歲元旦書至第七粒目倦不能成書始歎曰吾其衰矣果于是年正月二十七日歸道山云

牙痛 又

童石塘曰古方中有冰黄散以治牙痛最靈用牙硝三錢棚砂三錢明雄黄二錢冰片一分五厘麝香五厘合共為末每用少許擦牙有神效

揩牙方 又

雲烟過眼錄中有一方云生地黄細辛白芷皂角各一兩去黑皮並入子藏瓶用黄泥封固以炭火五六个煆令炭盡入白殭蠶一分甘草二錢合爲細末早晚用揩齒牙方令堅固並治齦血動搖等患按擦牙雜方極多惟擇其經試有驗者錄之川椒細辛各一兩草烏

華撥各五分共研末以擦欲落之牙可使復固
又有用枯礬松香青鹽各等分研末者亦有效
然均不如支節庵觀察方應所傳一方云生大
黃一兩杜仲五錢熟石膏八錢青鹽一兩合研
為末值余牙痛頗劇用此方頓瘥則真擦牙之
第一善方也　按岳傳牙痛方尚有用細辛芫
花川椒小麥各五錢煎湯漱口者亦效但不可
嚥下或用好燒酒漱口亦可用桂圓一个開入
食鹽令滿燒透存性擦之或用番瓜蒂焙擦之
亦效

固齒仙方　又

玉壺清話載蓮花峯有斷碑讀之乃治齒烏鬚藥歌一首修製以用其效響應歌曰猪牙皂角及生薑西國升麻蜀地黄木律旱蓮槐角子細辛槐葉要相當青鹽等分同燒煅研末將來使

最良揩齒牢牙鬚鬢黑誰知世上有仙方

物入肺管

一斑錄云常昭城中有巨姓子甫七八歲于四月食鮮蠶豆以最大一粒弄于口不料氣吸而入于肺管即時委頓發喘醫皆束手自薄暮至

夜半竟死其家祇此一子母悲悼不已未久亦
亡惜其時未有喻其理者但提兒兩足使倒懸
則所入之豆一咳即出本非藥可治何用延醫
三十年前珍門廟有小兒食海螄誤吸其殼入
肺管又七八年前有家僕之子十歲亦吸海螄

殼入肺管并延至月餘日而死皆不知治法而貽誤也又云小兒以豆誤塞鼻管而不能出但將此兒兩耳與口掩緊不使通氣乃以筆管吹其無豆鼻孔則豆必自出去之甚易耳

小兒脫肛不收久

用不落水猪腰破一缺如荷包中入升麻濕紙厚包煨熟後去升麻令兒吸腰子俟藥性到後以温水洗肛自收

産婦胞衣不下又

鮮荷葉剉碎濃煎服即下又一方用日用酒瓶

口一吹即下

接骨仙方 又

五加皮四兩雄鷄一只黑者更妙去毛連皮骨血合

五加皮搗爛敷患處用布包裹一周時揭去不

可太過時内自完好再用五加皮五兩用酒濃

煎盡量飲醉熟睡為妙

祛邪靈藥 又

于蓮亭聞見錄云有客言人被邪蠱惑者但用

鼈甲和倉朮燒之其邪自退試之屢驗

蛇皺蜂螫 又

鮮梧桐葉爵麞之效又方用牛糞敷之亦效

疝氣又

昨少穆中丞自閩中來信稱疝氣復作記得于歸田瑣記中載一方未知已經試否頃聞友人述有二方亦甚簡便一以大甕燒紅炭塹其下

炭上放白胡椒数粒使患者解衣坐甕上薰之
神效一取鮮橙子一枚略搗綻以濃酒煮之熟
後去橙飲酒亦神效已作信與中丞矣

鼻血又

降香三七槐花末各二錢小生地五錢煎服止

魚骨鯁 又

威靈仙桔梗各五錢黃酒煎沖黃糖服立下

煤炭毒 又見王漁洋居易錄

居易錄云京師煤炭皆有毒惟窑中貯水盆盎

中毒即解又或削蘆菔一片著火中即煙不能

毒人如無蘆菔之時預乾爲末用之亦佳

骨蒸傳尸勞寒熱羸弱喘嗽

又云續夷堅志稱阿魏散治骨蒸傳尸勞寒熱羸弱喘嗽方用阿魏三錢研青蒿一握切向東桃枝一握細剉細草如病人中大童便二升半

先以童便隔夜浸藥明早煎一大升空心溫服
之服時分爲三次次服調檳榔末三錢如人行
十里許時再服丈夫病用婦人煎婦人病用丈
夫煎合藥時忌孝子孕婦病人及腥穢之物勿
令雞犬見服藥後忌油膩濕麵諸冷硬食物服

一二劑後即吐出蟲或洩瀉更不須服餘藥若未吐即當盡服之或吐或利出蟲皆如人髮馬尾之狀即瘥　服阿魏散後或虛氣魂魄不安以茯苓湯補之白茯苓茯神各一錢人參三錢遠志去心三錢麥門冬去心四錢犀角五錢剉

爲末生乾地黄四錢大棗七枚水二大升煎作
八分分三服温下如人行五里許時更一再服
謹避風寒若未安更作一劑速服之

發背腦疽　又

又云治發背腦疽一切惡瘡初起時採獨科蒼

耳一根連葉帶子細剉不見鐵器但用砂礶熬
水二大碗熬至一碗如瘡在上飯後徐徐服吐
出吐定再服以盡為度如瘡在下空心服瘡自
破出膿以膏藥傅之

惡瘡 又

又云治一切惡瘡用瓜蔞一枚去皮用瓤及子生薑四兩甘草二兩（横紋者佳）無灰酒一碗煎及半濃服之煎時不見銅鐵患在上食後服在下空心服

固齒及血衄

又云宋宗御書固齒及血衂方生地黄細辛白
芷皂角各一兩去黑皮并子入瓶黄泥封固用
炭火五斤煅至炭盡入白僵蠶一分甘草二錢
並爲末早晚用

喘

又云蘆浦筆記載治喘方用麻黄三兩不去根節湯洗過訶子二兩去核用肉二味爲粗末每服三大匕水二盞煎減一半入臘茶一錢再煎作八分熱服無不騐者又云一方用新羅（即今高麗）人參一兩爲末鷄子清和爲丸如桐子大陰乾

每服百粒溫擸茶清下立止

男婦氣血虧損

又云治男婦氣血虧損及喘嗽寒熱重症用人參一分真三七二分共為末無灰熱酒調服日服三次有奇效

痘瘡

又云清暇錄載陳剛翁云痘瘡不可多服升麻湯只須以四君子湯加黃芪一味為穩又括蒼陳坡分教三山日其孫方三歲發熱七日痘出而倒靨色黑唇口冰冷一士人教以用狗蠅七

枚蠅冬月則藏狗耳中擂細和醇酒少許調服移時紅潤如常又其次女痘後毒上攻遂成内瘴一老醫用蛇蜕一具淨洗焙燥天花粉即瓜蔞根等分細末之入羊肝内麻皮縛定用米泔煮熟切食之旬日而愈

失血症

又云用未熟青黄色大柿一枚好酒煎至九沸去酒取柿食之治失血症奇效

撲打跌傷

又云四川提督總兵官吳英説昔得秘方治撲

打跌傷極效雖重傷瀕死但一絲未絶灌下立甦往在福建為副將時軍中有二弁相鬥皆重傷其一則死矣吳馳往視之惟心頭氣尚微暖亟命以藥灌入覺胸間咯咯有聲不移時張目索食翼日遂能起行自後屢著神效云其方以

十一月採野菊花連枝陰乾用時每野菊花一兩加童便及無灰酒各一碗同煎熱服而已

又一方求退胎毛小鷄一隻和骨生擣如泥作餅入五加皮傅傷處接骨如神

咽食倒食

又云治咽食倒食症用真柿霜拌稻米蒸飯食入口不飲滴水效　又一方用虎肚燒灰存性好酒調服效

傷寒

又云治傷寒症用糯米粽無棗者和滑石末碾成

錠曝乾燒炭浸酒復去炭熱飲之病在七日內
者即汗七日外者次日亦汗

無子

又云陳說巖總憲說蔚州魏敏果公象樞初無子
或教以每日空心服建蓮子數十粒遂生子李

總憲奉倩有子十一人云亦服此方有驗

痧氣

又云空中木通連白葱鬚各三寸半半酒半水

煎服之治痧氣如神

瘧疾

又云用生何首烏五錢青皮三錢酒一碗河水二碗煎至一碗温服治瘧疾不久近即愈

又云用益公二老堂雜識一條治頭風而吐瀉

頭風而吐瀉

用枳壳白术煎湯下青州白丸子甚效

病溺不下

又云牛膝車前子三錢共五錢同剉爲（麁麄）末將來白水煎此乩筆也空心服之治病溺不下

按犀角玳瑁二物磨水服之亦效又見分甘餘話

瘴翳及赤眼

又云熊胆少許用淨水略潤開盡去筋膜塵土入冰腦一二片如淚癢則加生姜粉些少以銀筋點眼能去瘴翳及赤眼最效見癸辛雜識

足疾

又云楓窗小牘載東坡一帖云足疾用威靈仙牛膝二味爲細末蜜丸空心服此方有奇驗凡腫病拘攣皆可愈久服有走及奔馬之效二物當等分酒及熟水皆可下獨忌茶耳威靈仙難得真者必味極苦而色紫黑如胡黃連之狀且脆而不韌折之有細塵起向明視之斷處有黑白暈俗謂

鵓鴿之眼

小兒急驚

用櫟園書影云唐開元錢燒之有水銀出可治

小兒急驚甚驗見無顏錄

砒毒

紀文達師筆記云歙人蔣紫垣流寓献縣程家
莊以醫爲業有解砒毒方用之十全然必邀取
重貲不滿所欲則坐視其死不救一日暴卒見
夢于居停主人曰吾以耽利之故悮人九命矣
死者訴于冥司判我九世服砒死今將赴轉輪

晗鬼卒得來見君以此方奉授君能治以活一人則我少受一世業報也其方以防風一兩研末調水服之又聞諸沈文豐功曰冷水調石青解砒毒如神沈文平生從不妄言者此方當亦有驗

疝

僑寓邗江居停主人有患疝疾者甚苦憶余在清江浦時亦患此證有客教以荔支核煎湯服之遂愈因以此方授之殊未見效一日偶翻舊書中夾有一紙條云辛稼軒初自北方還朝忽

得癩疯之疾重墜大如杯有道人教以服葉珠即薏苡仁也法用東方壁土炒黄色然後入水煮爛放沙盆内研成膏每日用無灰酒調服二錢即消

洗眼神方

暗室燈𥫗書載一洗眼神方云山西太原守藥景
錫失明十九年忽有神人傳一靈方用厚朴五
分清水一椀煎至五分洗之即愈復爲山東萊
州守未洗之先須齋戒沐浴將洗之際須迎日
光焚香一日三次其方已傳七代治好者指不

勝屉其方簡便易行必有益也日期爲正月初三日二月初六日三月初三日四月初五日五月初五日六月初四日七月初二日八月初九日九月初十日十月初三日十一月初四日十二月初四日

折骨傷方

紀文達師曰交河黄俊生言折骨傷者以開通元寶錢燒而醋淬研爲末以酒服下則銅末自結而爲圈周束折處曾以一折足雞試之果接續如故及烹此雞驗其骨銅束宛然此理之不

可解者銅末不過入腸胃何以能透膜自到筋骨間也惟倉卒間此錢不易得後見張鷟朝野僉載曰定州人崔務墜馬折足醫令取銅末酒服之遂痊平後因改葬視其脛骨折處銅末束之然則此本古方但云銅末非定用開通錢也

被毆傷風方

紀文達師又曰凡被毆後以傷風致死者在保辜限內於律不能不擬抵呂太常含暉嘗刊一秘方云以荊芥黃蠟魚鰾三味（魚鰾炒黃色）各五錢艾三片入無灰酒一碗重湯煮一炷香熱飲之汗

出立愈惟百日内不得食雞肉耳此一方可活
二命須廣佈之

小兒吞鐵物方

漳浦蔡文恭公嘗語人曰吾校四庫全書坐訛
字屢經奪俸惟二字事得校書之力吾一幼孫

偶誤吞鐵釘醫家以樸硝等藥攻之不下日漸尫瘠後因校蘇沈良方見有小兒吞鐵物方云剥新炭皮研為末調粥與小兒食其鐵自下依方試之果炭屑裹鐵釘而出乃知雜書亦有益也

喉鵞

黄霽青曰族兄秋坪室錢氏素患喉鵞喉鵞者喉間起疱腫痛甚者兩兩脹塞名為雙鵞勺水不能下咽治稍稽緩呼吸氣閉往往致斃錢所患類是屢治屢發恒苦之秋坪嘗自粤東歸於

江山舟次聞同舟人有談奇症及治喉鵞方者云斷燈草數莖纏指甲就火薰灼俟黃燥將二物研細更用火逼壁虱（即臭蟲）十個一并搗入為末以銀管向所患處吹之極有神效因關心而默記焉及歸錢慧復發較前尤劇醫者束手憶

及身次所聞之方亟依法製治數次後則雙疕忽潰嘔吐膿痰盈許旋即平復嗣是遂不復發秋坪嘆爲神效真不啻仙方云按指甲燈炷本喉症應用之品至合壁虱爲三昧則古方所未有不知所述者從何處得來耳　又喉間方覺

脹滿起疙者急以食鹽自搓手掌心鹽乾復易新鹽搓之數刻即消此亦極簡便之方而極有效曾屢經試驗者也

痰迷譫語

李蔔峯太守景懌曰凡譫語者皆心爲痰所擾

應用鮮豬心一具將辰砂一錢甘遂二錢合研
爲末藏豬心中外用牛糞煨熟取出藥末和作
兩丸再將豬心煮汁和丸吞下即愈時蘇州有
人患痰迷病服此方而愈李所目擊故轉以告
余因記之

積受潮濕四肢不仁

歌訣云十大功勞三兩重八稜蔴根五錢輕淫羊藿與千年健紅花當歸五加皮陳皮六味俱三錢一共八味煎濃汁配入陳燒四斤足再加無灰酒十斤封壜七月隨量飲一月之後見奇

功此方係揚州異人所傳聞葉筠潭方伯服之有效

止血補傷

姚伯昂總憲竹葉亭雜記曰余姪壻張子畏太守寅官農部時赴圓明園畫稿車覆輿夫爲輪

所壓傷兩臂子俱出以爲無救也余適在朝房以語申鏡汀前輩申亟錄一方見示且言昔親見兩舟子持篙相鬥篙刺頷角而穿以此藥敷治之而愈其藥止痛止血且不必避風余急照方配藥令輿夫敷之半月而愈復以治刀箭焉

踢跌傷無不驗其方用生白附子十二兩白芷
天麻生南星防風羌活各一兩各研極細末就
破處敷上傷重者用黃酒浸服數錢青腫者水
調敷上一切破爛皆可敷之即愈地方官若能
於平時預製以治鬥毆傷亦莫便之陰功也

戊寅季秋　孫曾潤玉如甫書